思想觀念的帶動者

文化現象的觀察者

本土經驗的整理者

生命故事的關懷者

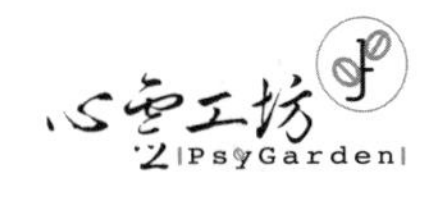

SelfHelp

顛倒的夢想，窒息的心願，沉淪的夢想
為在暗夜進出的靈魂，守住窗前最後的一盞燭光
直到晨星在天邊發亮

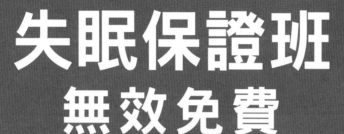

失眠保證班 無效免費

弄懂18種讓你徹夜難眠的心理和行為

吳家碩、林晏瑄 著

長庚醫院×新光醫院
睡眠中心臨床心理師

作者序

破除迷思，才能贏回睡眠本能

吳家碩、林晏瑄

吃與睡，是我們與生俱來的本能，也是人生的一大享受。自從以臨床心理師的身分投入助人工作，我們發現，這些原本應該是人類習以為常的本能，在現代社會中似乎變得很不容易，「能夠睡個好覺」甚至成為許多人每天最大的心願。

身為執業於睡眠中心的臨床心理師，我們更加了解，失眠現象經常與重大的生活事件有關，如果在生活中遭遇了變動或壓力，大多數的人都可能暫時遇到睡眠不穩定的情況。但對某些失眠者而言，即使在壓力過後，睡眠仍然沒辦法恢復到正常的狀態，失眠更成了生活中最主要的壓力來源。

我們經常從失眠者口中聽見這樣的抱怨，像是擔心吃安眠藥有副作用、擔心失眠對於健康造成不利的影響、害怕自己就要永遠失眠下去了等等，失眠看起來像是頭失控的野獸，無法預測更無法馴服。許多患者為了改善失眠，使用過各種方式，他們嘗試了各類偏方、看遍各科醫師、詳讀各家書籍，甚至花費龐大的金錢來購買助眠商品，可惜付出這些代價，所得到的助眠效果卻很有限，隔了一段時間，他們又會開始失眠。

想要改善失眠，其實有更健康也更有效的方式，就是從生活中的習慣與觀念來著手改變。因此，我們撰寫這本書的目的，就是希望能把正確、健康的助眠策略介紹給大家。

根據我們的臨床經驗與研究觀察，人們因應失眠而發展出了許多習慣和觀念，乍看之下好像很合理，實際上卻是破壞睡眠品質的重要兇手；這些似是而非的想法和不正確的習慣，不但無益於改善失眠，還會使得失眠的情況延續，甚至惡化。藉由這本書，我們想幫助讀者了解：這些與失眠有關的迷思，可能就是讓你持續徹夜難眠的關鍵，若你繼續讓這些迷思存在於生活中，便難以脫離失眠的痛苦折磨。

正在閱讀這本書的你，可能只是偶爾睡不好，也可能已經失眠了好長一段時間，無論失眠原因為何，如果你對失眠的情況已經產生了擔憂害怕的感受，我們在此誠摯地邀請你，現在就一起來揪出這些干擾睡眠的不良因子，著手改變這些可能讓你一直失眠下去的迷思吧！

目錄

Part 1

想失眠，這樣做就對了

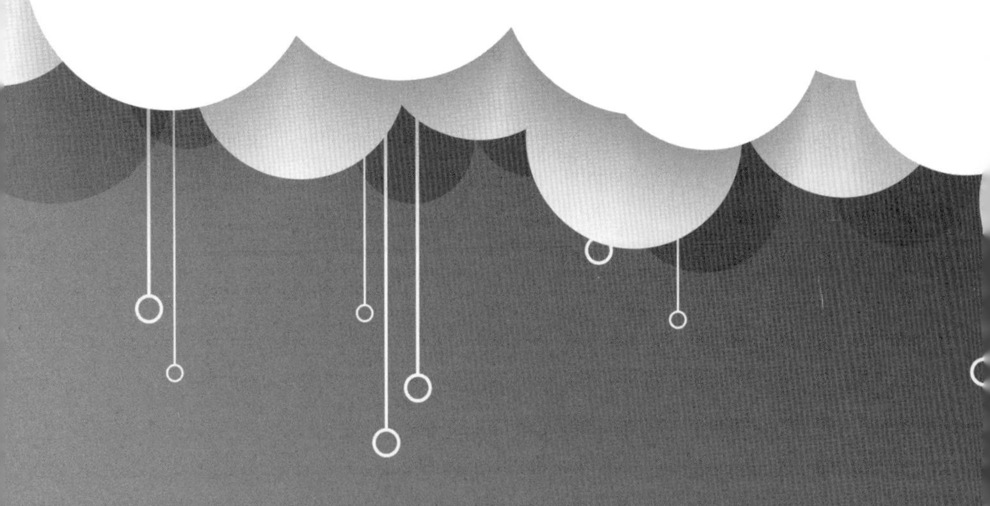

失眠祕技 1-1

提早一點上床睡覺，期待可以補回昨天的睡眠不足？

根據我們在失眠門診和治療中的觀察，若說「提早上床補眠」是失眠患者最常出現的行為，似乎並不為過。不僅失眠的個案如此，一般人也會這樣做。前一天睡眠不足，今晚提早補眠，期待可以補回「沒睡到」的部分，感覺上非常合理。但這項看似合理的行為，為何會導致失眠，甚至形成惡性循環、讓失眠變為長期的慢性疾病呢？

主要原因有兩點。第一，提早上床時，由於還未到生理時鐘啟動睡眠的時刻，就算躺著閉上眼睛也睡不著，讓人又再經歷了一次入睡的困難；再者，提早上床除了增加在床上輾轉反側的時間外，也因而降低了整晚的睡眠效率及品質。長期睡眠效率不佳，即是慢性失眠的症狀之一。接下來我們就從這兩點來詳細解釋，也提醒讀者該怎麼調整「上床／睡醒時間」，才能真正幫助睡眠。

提早上床，不符合生理時鐘運作原則

我們都需要按照「外在時鐘」的具體時間，來提醒自己該去上班、上學了，或是該下班、赴約了。但此外，人還有一個更重要的「內在時鐘」，內建於身體裡，告知我們什麼時候該睡覺，什麼時候該清醒，這就是「日夜節律」（Circadian Rhythm），也就是一般所謂的生理時鐘。讓每日的生理時鐘型態穩定是非常重要的，每天睡眠及清醒的型態固定，才能符合外在生活的規律要求，不會經常睡過頭或是睡不著，影響白天的工作與學業。

不過，這個「外在時鐘」與「內在時鐘」是不同步的。根據睡眠研究，人們的「內在時鐘」以約二十五個小時為一個周期，與外在環境的一天二十四個小時為一個週期，並不同步。這意味著，將兩個時鐘並排時，「內在時鐘」的睡眠及清醒週期是規律且持續地向後延遲，因此我們都有「晚睡晚起」比「早睡早起」容易的生活經驗。雖然如此，人體仍可透過外在環境線索的協助，將節律固定在二十四小時的周期，這些線索包含：有固定節律的太陽光線、溫度、社交活動、日常作息、運動、進食及喝水等，其中以太陽光線影響最大。

★睡眠小教室★

自由運轉（free running）的內在生理時鐘

早期不少研究結果均指出，如果將一個人放在暫時隔離之環境下，沒有時間線索、沒有區分日夜的光線，也不被規範何時應進三餐、何時該睡該醒等等，人的生理時鐘會呈現自由運轉（free running）的狀態，每一輪的醒睡週期會超過二十四小時。像是Campbell與Murphy在2007年「睡眠(Sleep)」醫學期刊裡所指出的，一般人在此暫時隔離之環境下的內在時鐘是24.44小時，而習慣晚睡晚起的失眠者之內在時鐘更長達25.38小時。這類結果顯示，內在生理時鐘有往後延遲的傾向，也因此，人若要將生理時鐘往後延，會比往前移來得容易。

參考文獻：

Sleep. 2007 Sep; 30(9):1225-8.
Delayed sleep phase disorder in temporal isolation.

若讓人的生理時鐘自由運轉，睡醒週期會超過二十四小時。因此，企圖透過提早上床來補眠，會與「內在時鐘」大於二十四小時的周期產生衝突，違反生理時鐘，這就是提早上床會很容易睡不著的原因！而且，再次輾轉難眠所產生的煩躁及焦慮，可能又會導致這一晚睡不安穩。那麼，到底該怎麼辦呢？

維持固定的上床及起床時間，穩定你的生理時鐘，是最重要的第一步！當然，如果早上起床可以接受足夠的太陽光線照射，藉此調整體內的褪黑激素，來協助將生理時鐘固定在二十四小時周期，睡眠將會更加平穩和良好。至於起床後有哪些注意事項，將在2-1第？頁有更詳細的說明。

提早上床，降低睡眠效率的風險反而更高

就像前面所說的，提早上床所增加的躺床時間不但不能補充睡眠，反而是降低睡眠效率的罪魁禍首。尤其對於年長的失眠者與無須固定起床上班的家庭主婦，更是如此。以下，透過簡單的「方糖理論」來說明這個現象。

首先，將一個裝滿300c.c.水的杯子加入一顆方糖，調出一杯糖水。接著，將水增加至1.5倍，也就是450c.c.，此時糖水的濃度會如何變化呢？

答案是：濃度變淡了。
原因：水變多了，方糖的量卻固定不變。

我們的睡眠需求量，就像方糖的量一樣，基本上是固定不變的。所以，如果一個需要七小時睡眠量的人，躺在床上的時間正好也是七小時左右，那麼睡眠品質就會剛剛好（一如糖水的濃度合宜）；但若你只需要七小時的睡眠，卻躺在床上十小時（因為提早上床或賴床補眠，或兩者都有），那麼大家想一下，睡眠品質會變得如何呢？

答案是：睡眠品質變差了。
原因：時間變多，需求的睡眠量卻一樣，因此睡眠品質（濃度）被稀釋了。

自認睡眠品質很差的失眠者，往往如同上述的例子一樣，花費過多時間躺在床上。晚上明明還不想睡，卻提早上床等待睡眠；早上明明已經醒了，卻仍賴在床上不願起床。這樣一來，可能躺床超過十小時，但真正睡著的時間絕對遠低於十小時。

那麼，要怎麼做才能提升睡眠效率呢？

讓我們繼續引用糖水的例子。如果方糖的量不變，要使糖水變甜，應該要做的是減少水的量；同樣地，**如果要提升睡眠效率，應該做事情是減少躺床的時間！**

讀者們可能會很驚訝，「減少躺床時間」這方法聽起來太不合常理了，是真的嗎？沒錯，這是睡眠醫學裡「失眠認知行為治療」中相當重要的治療方法：睡眠限制法。藉由限制失眠者躺在床上的時間，使失眠者在床上真正睡著時間的「比率」增加，也就是用科學方法提升其「睡眠效率」。所謂睡眠效率，是「睡眠總時數」除以「總躺床時間」所得到的百分比。一般來說，正常人的睡眠效率通常建議在85%以上（65歲以上的老年人則是建議80%以上）。

「睡眠效率」怎麼算？

$$\text{睡眠效率} = \frac{\text{睡眠總時數（TST : Total Sleep Time）}}{\text{總躺床時間（TIB : Time in Bed）}} \times 100\%$$

【例】上週平均晚上10點躺床準備睡覺，一直到半夜12點才睡著，早上6點醒來，賴床到8點離開床鋪。

$$\textbf{睡眠效率} = \frac{\textbf{睡眠總時數（TST : Total Sleep Time）}}{\textbf{總躺床時間（TIB : Time in Bed）}} \times 100\%$$

$$= \frac{6\text{（小時）}}{10\text{（小時）}} \times 100\% = 60\%$$

若調整躺床時間為六小時：晚上12點上床，早上6點下床（縮短躺床時間），若睡眠效率超過90%以上，下週躺床時間可以增加十五到三十分鐘，提前至晚上11：45上床，早上6：15下床，依此逐漸增加躺床時間。

不過，執行「睡眠限制法」時，需要經過專業的評估與精細的計算，更要配合正確的睡眠時間紀錄，才能給予失眠者正確的限制時間。建議讀者，如果自己按照上述原則執行起來有困難，可以到各大醫院的睡眠中心、精神科或身心科等，請求專業睡眠醫療人員的協助。

以睡眠醫學的角度來看，我們會提醒失眠的個案避免提早上床或是早上賴床補眠，來維持良好的睡眠效率，如果真的想要多睡一點的話，我們通常是建議在有條件的情況下於白天小睡半小時，關於正確的補眠及午睡原則，我們將在 2-1 及 2-4 有更完整的說明。在治療的過程中，甚至會視情況會請個案晚點上床或提早起床，以縮短躺床時間的方式來提升睡眠效率及品質。

如前所述，不管是從生理時鐘或是睡眠效率的角度來看，「提早上床補眠」其實是對睡眠有不良影響的行為，不僅增加入睡困難的機會，也降低整晚的睡眠效率。

心理師的好眠提案

針對如何藉由調整生理時鐘來預防失眠，睡眠心理師的建議是：

維持固定的上床時間，避免提早上床。

維持固定起床時間，避免賴床補眠。

早上起床後照射日光，穩定生理時鐘。

因為生理時鐘還沒到該睡的時間，提早上床反而會增加在床上睡不著的機會，也降低了整晚的睡眠效率。關於上床時間，最好是固定作息，避免因前一晚睡不好而提早上床的不良習慣。

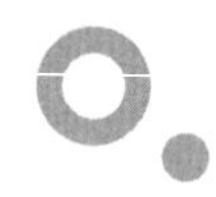

失眠祕技 1-2

利用睡不著的時間，在床上看點電視、書或聽音樂，趁機培養睡意？

失眠的你是否有過這樣的經驗：翻來翻去睡不著，就索性利用這段睡不著的時間在床上做點事情，例如看電視、讀書報或聽音樂。當然，身處二十一世紀的失眠者，更常見的就是拿起智慧型手機或是平板電腦滑一滑。也許你心裡想：「反正睡不著打發點時間，也可以培養睡意。」但你會發現，這麼做常常事與願違，當晚依然睡不著的機率明顯高於順利睡著。不僅如此，專家要告訴你的是，當天晚上睡不著還不打緊，睡眠相關研究及臨床經驗告訴我們，上述行為乃是使失眠狀況加劇、變為惡性循環的關鍵之一。

在床上從事「與睡眠無關」的行為會導致失眠惡性循

環，這原因和心理學的「制約學習」有關。對睡眠正常的人而言，與床配對連結的感受，應該是放鬆、舒服與好眠（見圖一）；但對失眠的人來說，在歷經一次又一次的失眠之後，床已經與清醒、焦慮及輾轉難眠連結在一起（見圖二），不知不覺中，床就等於失眠的代名詞了。這時，我們應該設法找回床鋪與睡眠之間的友好關係；但若你又在床上從事「與睡眠無關」的行為，等於是提醒自己的大腦與身體保持清醒，如此一來只會更延長在床上清醒的時間，讓床與失眠形成更強的制約學習。

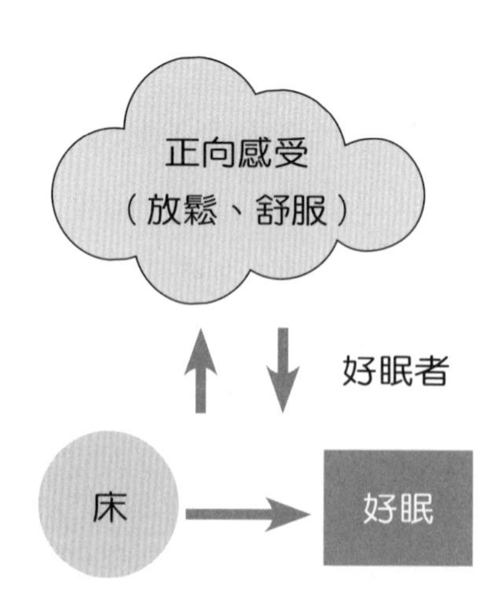

圖一：好眠者與床配對連結的感受

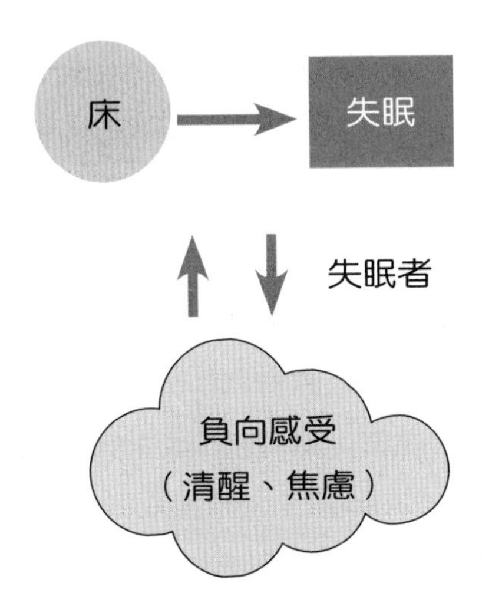

圖二：失眠者與床配對連結的感受

當身體學會一躺上床就保持清醒且失眠，連帶地與床的關聯性很高的臥室，也將開始與失眠連結，意即你一進入臥室，失眠的開關就被啟動。筆者從臨床經驗中也發現，失眠的負向感受相當具感染力（通常負向感受的感染力比正向感受來得快又強）。曾有不只一位失眠個案告訴我，他們不必等到上床或是進入臥室，在太陽下山或夜晚來臨時，就已經開始擔憂今晚會不會失眠，覺得非常焦慮。

這樣的制約學習可能帶來另一個常見的現象：在與睡眠不相關的環境及時間裡覺得容易入眠。例如，睡前躺在沙發上看電視時猛打瞌睡（常有失眠個案自嘲為沙發一族），甚至覺得在沙發上比在床上容易睡著。但當他們起身走幾步路進房間、躺上床後，卻怎麼也睡不著了！更有個案表示坐車、聽課或開會等情境下，總是比床上來得令人睏倦又好睡。其實，這就是典型的床與失眠已形成制約學習的例子。以上的案例在在顯示，找回床與好眠的連結，對失眠者而言是非常重要的。接下來我們就介紹找回好眠連結的方法。

在失眠的認知行為治療法（Cognitive and Behavior Therapy for Insomnia, CBT-i）中，有一個很重要的行為方法能夠改善這種床與失眠的制約學習，稱為「刺激控制法」（Stimulus Control Therapy, SCT ）。這方法的基本概念是降低床、房間與失眠的清醒配對，讓身體學習到一躺上床就該「開始放鬆、準備睡覺」。介紹如下：

步驟1 床只留給睡覺用：

避免提早上床看電視、看書、玩手機等「與睡眠無關」的行為，這些原來你以為是促進睡意的活動，其實只會讓你保持清醒，並使得床與清醒的連結越來越強。如果你真的想在睡前或是睡不著的時間做這些「與睡眠無關」的行為，請離開房間或是坐在沙發及椅子上進行，提醒自己將床只保留給睡覺使用。

步驟2 想睡覺的時候才上床：

即使設定的上床時間已經到了，若還無睡意，建議先不要躺床。必須等到睡意來襲才可以上床，避免早早在床上等待入睡。尤其是根本還沒有睡意的時候就上床，只會再次增加輾轉無眠的機會。刺激控制法的建議是，想睡覺的時候才上床，因為這能重新將睡眠與床鋪配對在一起，取代失眠與床鋪的連結。讀者可能會很驚訝：「這樣一來不就更晚上床了嗎？」沒錯，失眠者從躺下到感覺有睡意，可能要花上1至2小時的時間。但光是「想睡才上床」這個行為的改變，就可能帶來「改善入睡困難」的好處，意即縮短了上床到入睡的時間，而這個好處正是失眠者夢寐以求的改善了。

步驟3 在床上躺了一段時間沒睡著，便要起床：

有些失眠者光是執行步驟2還不夠，他們常抱怨好不容易睡神降臨了，沒想到上床後頭腦又逐漸清醒起來，睡意竟然再度消失，失眠的負向感受如潮水般湧來。這正是因為，先前失眠與床的連結已根深柢固。此時刺激控制法建議，若上床約莫20分鐘還睡不著，請務必再次起床，目的一樣是減少在床上睡不著的機會。可以到沙發或椅子上重新放鬆一下，此時可以進行「靜態放鬆」的活動，甚至配合心理師常教導失眠患者的助眠放鬆訓練，可以參考1-4的漸進式肌肉放鬆法，以及2-2腹式呼吸法，直到有睡意時再上床。

何謂靜態放鬆的活動呢？這類活動的原則是「靜態」、「放鬆」和「可隨時中斷」。譬如閱讀，不要讀會令人興起非看到某種程度不可的書，因此短篇小品比長篇小說好。想看電視的話，連續劇、政論節目、恐怖片等易牽動心神的種類不宜。聽音樂的話，以能協助放鬆的輕音樂為佳，若聽有人聲的抒情歌，常會不自覺去細聽歌詞，甚至又因此聯想到其他心事，較不推薦。

步驟4 重複步驟 2 與 3，直到睡著為止：

刺激控制法的原則很簡單，核心觀念就是找回床鋪與睡覺的連結，執行的步驟也不複雜，主要是這幾個步驟的重覆執行。

步驟5 無論前一晚睡了多久，仍需在固定時間起床：

雖說刺激控制法的步驟很單純，但要確實且徹底執行，並不簡單。除了睡不著時要強迫自己多次起床之外，筆者從臨床觀察中也發現，失眠患者常因刺激控制法整晚起床多次造成睡眠不足，容易因此而延後早上起床的時間。如此一來，就可能因起床時間延後而導致生理時鐘紊亂。因故，刺激控制法的最後一個步驟，就是要求無論前一晚睡了多久，仍需在固定時間起床，以固定生理時鐘，進而穩定睡眠。

★睡眠小教室★

失眠認知行為治療王牌之一：刺激控制法

1. 床只留給睡覺用。
2. 想睡覺的時候才上床。
3. 躺了一段時間，沒睡著便要起床
4. 重複步驟2-3直到當晚睡著為止
5. 固定時間起床。

國內外不少的臨床研究均發現，失眠的認知行為治療中，「刺激控制法」為單獨使用時最有效的方法！與其他失眠認知行為治療的方法比起來，在以下四項重要的睡眠指標上，刺激控制法都有明顯的改善效果，包含入睡所需時間、半夜醒來時間、半夜醒來次數，以及晚上總睡眠時間。（見表一）

參考文獻：

Am J Psychiatry. 1994 Aug;151(8):1172-80.
Nonpharmacological interventions for insomnia: a meta-analysis of treatment efficacy.
Morin CM, Culbert JP, Schwartz SM.

表一：幾種失眠認知行為治療在睡眠指標上的表現

效果量	入睡所需時間	半夜醒來時間	半夜醒來次數	晚上總睡眠時間
刺激控制法	0.81	0.70	0.59	0.41
睡眠限制法	0.98	0.76	-	-1.06
放鬆訓練	0.83	0.06	0.56	0.25
睡眠衛生習慣	0.71	-	-0.12	1.16

說明：Morin學者在1994的研究結果摘要，效果量愈高表示改善愈明顯，由此可見刺激控制法平均來講是效果最佳之方法。

這是一個讓身體重新跟床鋪當好朋友、與床鋪培養良好感受的治療技巧，通常需要持續至少三道四週才會有效果（所謂效果是指躺在床上開始覺得舒服、放鬆，甚至是想睡覺），因此需要失眠者的耐心實踐。剛開始可能會經歷幾天的睡眠剝奪和睡眠不足，不過想要得到梅花香，就得經一番寒徹骨，只要能夠撐過這段煎熬期，就有機會感受到失眠改善的成果。在進行刺激控制法的過程中，也可以配合前面提過的放鬆訓練以提升效果。此外要提醒讀者的是，由於這方法在執行過程中需要不斷調整細節（例如上床、起床的時間，半夜醒來時如何重新培養睡意等），而且容易遇到困難及不適，若能在專業醫師或臨床心理師的指導下進行，會有更好的改善效果。

心理師的好眠提案

在床上從事與睡眠無關的行為，等於提醒大腦與身體可以在床上維持清醒，如此一來，只會讓床舖與睡不著形成更強的連結。透過「刺激控制法」練習一躺上床就應該放鬆、準備睡覺的原則，慢慢重建床舖與一夜好眠的連結！

失眠祕技 1-3

睡前喝點紅酒，增加新陳代謝幫助入睡？

從和失眠患者的談話中，和媒體、網路的報導中，我們常聽到使用酒精（尤其是可以增加新陳代謝的紅酒）來幫助入睡的方式。

失眠者常提到，喝點小酒之後產生了微醺的感覺，讓人覺得頗有睡意。的確，想像一下，當酒精開始發揮功效，感覺整個人變得沉甸甸的，思考速度開始變慢、心情變得輕鬆，像是所有煩惱都不見了，說不定一躺下就可以睡著呢！再加上紅酒具有加速新陳代謝的功效，「喝紅酒助眠」的觀念似乎深植人心。許多人不但在睡前喝酒，甚至從晚餐就開始「助興」；而且為了加速睡意，挑選的酒類酒精濃度越來越高，或是一杯接一杯越喝越多。然而，你是否思考過，這樣的方式對睡眠是有益的嗎？這樣的睡眠，究竟是不是正常的呢？

根據研究及臨床經驗，酒精具有抑制和麻痺肌肉力量的功用，所以喝酒確實會產生類似鬆弛劑與鎮定劑的作用，也因此令人感覺昏昏欲睡。雖然酒精看似可以助眠，但其效果只是曇花一現，更糟糕的是，它還會產生以下副作用及阻礙睡眠的反效果：

1、酒精會破壞睡眠結構，減少深睡期。

2、飲用酒精會產生耐受性的問題，容易過量，引起更多傷害。

3、加重打呼及睡眠呼吸中止，反而影響睡眠品質。

4、與安眠藥同時使用，產生加乘作用。

關於這幾項反效果，我們來逐一說明：

一、破壞睡眠結構，減少深睡期

睡前喝酒會使得身體（尤其是肝臟）在入睡後，仍在消化代謝酒精。平均來說，攝取約12公克酒精（約是360毫升啤酒或30毫升威士忌），需要 1.5小時來代謝，酒的酒精含量越多，身體需要的代謝時間就更長。所以，即使已經睡著了，身體的代謝作用卻被迫存在，使得夜間的睡眠結構因而遭到被破壞，深層睡眠和快速動眼睡眠的時間減少，睡眠品質跟著下降，尤其是睡眠的後半段，醒來次數會比較多。換句話說，當你以為可以助眠的酒精已成功地幫助你免於失眠之苦時，其實你犧牲了正常的睡眠。不少使用酒精助眠的人也發現飲酒助眠後，隔天起床時身體不但沒有恢復體力，反而更累。另外，酒精也和咖啡一樣有利尿作用，你會因為必須起身上廁所而再度干擾睡眠。

二、飲用酒精會產生耐受性的問題，容易過量，引起更多傷害

酒精的另一個影響則是耐受性（Tolerance）的問題。耐受性指的是為了達到一樣的效果，服用劑量的需要會越來越高。所以你若長期使用酒精助眠，可能會越喝越多。這麼一來，會有什麼壞處呢？首先，睡前飲用過多水分可能導致夜間頻尿，這在酒精的利尿作用之下會更加明顯。此外，酒精過量對人體的負向影響包括：酒精會麻痺人的神經，影響認知功能，導致記憶力、學習能力、判斷力衰

退；也會使身體的免疫系統、抵抗力減弱；酒精還會傷害腸胃道黏膜，造成腸胃發炎；酒精造成肝臟負擔後也容易形成脂肪肝，進而演變為酒精性肝炎、肝硬化等問題。上述這些對身體的負面影響，都遠遠抵銷了酒精對入睡的輕微正面改善，我們可以說飲酒助眠是非常得不償失的舉動。

三、加重打呼及睡眠呼吸中止，反而影響睡眠品質

酒精具有肌肉抑制功用，因此在生理上會產生使身體肌肉鬆弛的效果，也包含了咽喉部肌肉在內。咽喉部肌肉一旦鬆弛，打呼及睡眠呼吸中止症就可能跟著惡化。睡眠

★睡眠小教室★

何謂「阻塞性睡眠呼吸中止症」(Obstructive Sleep Apnea Syndrome)？

因為肥胖或是口腔內組織及結構等問題，導致呼吸道較為狹窄而容易阻塞，呼吸過程中，若呼吸道在短

時間內出現部分或完全性阻塞，產生打呼及呼吸暫停現象，醫學上便稱之為「阻塞性睡眠呼吸中止症」。在台灣，至少有四十萬至一百萬人有呼吸中止的問題。

這類患者在睡眠時，會因呼吸阻塞而不斷醒來，整晚處在半睡半醒的淺眠狀態，因此導致白天睏倦嗜睡，即便休息再多再久仍覺得體力無法恢復。白天嗜睡往往間接造成車禍和職場意外。此外，因阻塞性睡眠呼吸中止症引起的失眠、疲勞，也增加了罹患高血壓、心臟病和中風等心血管疾病的機會。

以下是阻塞性睡眠呼吸中止症常見的臨床症狀：

1. 夜間打鼾嚴重，而且伴隨喘氣或呼吸停止現象
2. 夜間頻尿
3. 夜間呼吸易有窒息感、易被嗆醒
4. 起床易頭痛
5. 白天精神不濟，易嗜睡，甚至不知不覺的睡著；
6. 易有心血管疾病(如：高血壓、心律不整、心肌梗塞或中風)；
7. 注意力易不集中，學習能力及記憶力減退；
8. 格性改變、情緒易波動、脾氣暴躁。

呼吸中止的情況一加重，半夜醒來次數就會增加，睡眠品質隨之下降，白天精神不佳、嗜睡等問題便接踵而至。就此角度而言，酒精會使得睡眠越來越差。

四、與安眠藥同時使用，產生加乘作用

安眠藥與酒精同時使用可能會產生無法預知的加乘作用。除影響夜間睡眠外，亦容易影響隔日精神狀況、生活作息及工作表現。因此，睡前慣於服用安眠藥的失眠病人，絕對不可在睡前喝酒，甚至如果晚餐時間距離吃安眠藥時間很近的話，我們也建議從晚餐時就避免喝酒。

與同樣會影響睡眠的咖啡因相比，身體代謝酒精的速度雖比代謝咖啡因快，但為了避免酒精干擾睡眠，我們還是會提醒至少在入睡前二至三個小時避免飲酒，讓身體有足夠的時間代謝酒精。若飲用的酒精量較多，代謝所需的時間就更長，必須保留更長的時間給身體工作。

酒精對「睡眠」、「身」、「心」健康有著諸多不良影響，飲用時還是適量為妙。如果要徹底解決不易入眠的問題，建議大家找專業醫師及臨床心理師求診，千萬不要自行靠著喝酒來幫助入睡。

睡前該怎麼吃？

常常有失眠者問：「吃什麼可以幫助睡眠呢？」雖然坊間經常流傳某些食材可能改善睡眠的報導，但實際上這些食物的效果都低於失眠臨床治療（例如本書介紹的認知行為治療），所以臨床上其實不太推薦吃什麼來改善失眠，但如果失眠者在已有配合治療的前提下，我們還是會給一些原則與建議做參考。

1. 含色胺酸的食物：香蕉

色胺酸是天然胺基酸的一種，是大腦製造血清素（Serotonin）的原料，而血清素是一種可以減緩神經活動、讓人安定放鬆並引發睡意的神經傳導物質，所以含有色胺酸的食物能使人容易入睡。人體無法自行合成色胺酸，必須從天然食物中獲得，通常含蛋白質的食物都有色胺酸，像海鮮（魚）、肉（雞肉）、奶類食品（包括牛奶、優酪乳、乳酪等）都有豐富的色胺酸，其次是豆類與堅果類食物（其中又以葵瓜子、芝麻及南瓜子最多），此外香蕉則是富含色胺酸最多的水果。

2. 含鈣的食物：牛奶、奇異果

鈣質的主要功能是強化神經系統的傳導感應，具有穩定情緒、緩和緊張焦慮以及改善失眠的作用。在食物中，牛奶與乳酸品、小魚干、蝦米、綠葉蔬菜及奇異果等都富含鈣質。一般成年人，建議每天攝取一千毫克左右的鈣質。

3. 含鎂的食物：核果類、香蕉

提供許多人體內生化代謝作用的鎂，因為具有調節神經細胞與肌肉收縮的功能，所以同時也能消除疲勞，鎮定精神。在食物中，核果類（例如杏仁、南瓜子、葵瓜子與花生）、深綠色蔬菜以及香蕉都富含豐富的鎂。一般成年人，每日應攝取三百五十毫克左右的鎂。

提醒大家，若要透過這些助眠食材來改善睡眠，請注意食用的「時間點」及「份量」。不要在太接近就寢時間進食過多，避免讓身體在入睡後仍得運作來消化這些食物，導致睡眠變淺，或是避免需要半夜起床如廁，造成中斷睡眠。依上述睡前飲食原則，我們在臨床上常就食材的方便性，給予以下建議：入睡前一個半小時，可以飲用200毫升以內的非刺激性流質食物（如牛奶），睡前也可以吃一點水果（如富含色胺酸中型香蕉一根）。

雖然上述的食材，可能可以「幫助」失眠，不過，絕對無法單靠這些食物就「治好」失眠，這些飲食原則在臨床上大多只是扮演輔助的小角色，站在睡眠醫學的專業立場，還是建議如果長期失眠，最好透過專業的睡眠醫學給予檢查及治療，以免延誤就醫。

心理師的好眠提案

酒精對睡眠及身體的諸多負向影響，遠遠大於酒精帶來的微醺感受。如果要徹底解決不易入眠的問題，建議找專業醫師及臨床心理師求診，千萬不要自行藉助於飲酒來入睡！

失眠祕技 1-4

想利用運動來改善睡眠狀況，所以下班吃過晚餐之後，把握時間好好運動一下？

醫界普遍認為，運動之所以能夠幫助睡眠，主要可以從以下幾個角度來看：首先，運動會讓肌肉活化，消耗體力，身體逐漸累積對睡眠的需求，消除白天所累積的緊繃，同時也有放鬆效果；此外，因為腦內啡（Endorphin）的刺激，增加了愉悅感受，心理上的焦慮及憂鬱也會降低，而焦慮及憂鬱也是造成睡眠問題的常見因素。所以運動不管是在身體與心理上，都因為放鬆和紓壓的效果，而有助於改善睡眠品質。

心理師提醒大家，若要利用運動幫助睡眠，不可不提的就是要養成規律性的「運動333法則」（見「睡眠小教室」）。而運動的強度一定要合適個人體能，臨床上經常建議從事有氧運動，像是慢跑、游泳、騎腳踏車，如果身體素質真的負荷不了上述的運動量，快走也是個很好的方式，只要走路速度比平常散步的速度快，走路時感覺心跳加速、會微喘、流汗，就可以算是快走，但要達到有效率的快走，每小時速率是6到7公里。不過，以有效的有氧運動而言，最重要的並非速度，而是當次運動的持續時間，建議每次運動最好持續30分鐘以上。

★睡眠小教室★

何謂運動333法則？

1、每周3次，讓身體養成規律習慣。

2、每次至少30分鐘，時間才足夠。

3、每次心跳超過每分鐘130下，才能消耗體力。

每次心跳超過130下是一個好記的數字，但每人心跳平均值不一，更精準的運動心跳速率計算公式如下：

（220－年齡）× 60%~70%＝**建議運動時達到的每分鐘心跳數**

如果覺得計算很麻煩，也可以用簡單的計算法，找出有達到運動效果的心跳數：

- 年輕人運動時，建議比自身正常心跳速率增加40下。
- 60歲以上銀髮族，建議只要增加20下的心跳。
- 成人要增加的心跳，則介於20~40下之間。

除了運動333法則以外，還要提醒讀者關於運動的習慣養成。近年來已有醫學研究指出，運動對於當日的睡眠改善效果並非立竿見影，尤其是針對原本沒有運動習慣的人。此外，在比較不同研究的結果之後也發現，短期2週的運動效果，遠低於長期（4到16週不等）的運動效果。

我們在臨床經驗中發現，不少失眠者在遵守「運動333法則」並持續一段運動期間的情況下，還是無法感受到運動對睡眠的幫助。這種情況，經常是由於失眠者忽略了透過運動助眠有個需要注意的事項，即運動的時間點。

根據2015年台灣睡眠醫學學會的國人失眠盛行率調查結果，我們可以清楚得知這幾年的失眠人口都在20%左右，也發現35歲以上族群的失眠比率明顯高於青少年。這個統計數字反映出上班族群在生活的多重壓力之下，常受失眠所苦。但上班族經常想運動卻沒有時間，所以如果要運動，大多數人只好在下班後或是晚餐後，把握時間好好運動一下。

但這種晚上才運動的習慣，可能不會改善睡眠狀況，反而會造成反效果，也就是愈運動睡得愈差，尤其是運動的強度增強時。這是為什麼呢？主要的原因是，運動過後可能會因為代謝加快而造成交感神經亢奮、腎上腺素上升，以及核心溫度提高等影響，身體在短時間內會有呼吸加速、肌肉緊繃，以及大腦活動較為活躍的表現，情緒上也可能會較為亢奮或產生欣快感受。要在這樣高漲的身體反應及情緒下入睡，自然是和平靜的睡眠狀態相互違背的。我們通常需要至少2小時的時間，才能逐漸從運動帶來的亢奮身心狀況趨於平靜，而且愈激烈的運動，所需時間愈久。但恢復所需要的時間也因人而異，有些失眠者在本身就帶有焦慮的心理狀態下，可能要花更長的時間才會感到放鬆及平靜，所以臨床上，我們雖然會建議失眠者養成運動習慣，但也都會提醒「避免在睡前2小時從事劇烈的運動」。

此外，如果一天當中真的只剩下睡前有時間運動，我們會建議失眠者在運動後多安排一個放鬆訓練，可以加速身心回到適合入睡的平靜狀態。若晚上時間真的有限，也會建議失眠者直接利用睡前的時間來進行一個時間較長的放鬆訓練，取代睡前的運動，這可能是更合適的睡前安排選項，像是「漸進式肌肉放鬆法」就是非常好的選擇。

放鬆訓練：漸進式肌肉放鬆法

臨床上使用的舒壓放鬆方法很多，其中「漸進式肌肉放鬆法」最受肯定，這套方法是由Jacobson在一九七〇年所設計。此放鬆法主要是逐一將身體每一部位的肌肉收緊（約使用八成力氣），讓它保持緊張的狀態，感受該部位肌肉的緊張；然後再將肌肉慢慢地鬆開，放掉肌肉任何的緊繃感，並將注意力集中在肌肉慢慢鬆開的舒服感覺，再仔細去感覺肌肉「緊張」和「放鬆」之間的不同。放鬆過程主要將身體肌肉分成四大區域：1) 手掌、手腕、手臂的肌肉；2) 臉、頸、肩部的肌肉；3) 胸、腹、背部的肌肉；4) 大腿、膝蓋、小腿和腳的肌肉。藉此方法可以有效放鬆身體肌肉、減緩呼吸、減慢脈搏、降低血壓，並降低中樞神經系統的興奮，以達到身心放鬆的目的。

放鬆目標

緊張、焦慮時，立刻讓自己的情緒直接放鬆下來是不太容易的。利用肌肉先繃緊、再放鬆的過程，能區辨肌肉緊繃與放鬆的狀態，也增加肌肉的敏感度與控制度，進而使身心更易於放鬆。

練習指南

1. 肌肉放鬆是先拉緊某部份肌肉，然後再放鬆它。
2. 用力拉緊肌肉時，只要你覺得己經用力（約八成力氣）就可以了，不必一直增加力道。
3. 用力拉緊是為了放鬆，所以放鬆時，請慢慢地鬆開肌肉，不要突然鬆開。
4. 放鬆時，請注意肌肉慢慢鬆開的感覺。

注意事項

1. 選擇輕鬆，沒有其他事情需處理的時間點來練習，以減少干擾。

2. 環境要安靜，避免吵雜的聲音；可以播放一些輕鬆的音樂來輔助。
3. 最好穿寬鬆的衣服來練習，如運動衣、睡衣等。
4. 練習時建議閉眼，以去除視覺上的干擾。周遭環境最好不要太亮，但也不建議完全黑暗。

前置準備

首先在安靜的空間，身著寬鬆衣物，找一張有靠背的舒服椅子。坐的時候採取最自然輕鬆的姿勢，將上半身的重量置於臀部，兩腳的重量平均置於腳掌上，兩手自然擺放於大腿內側，然後輕閉雙眼。接著，依照以下12個步驟來進行肌肉放鬆：

（一）用力握緊雙手「拳頭」，感受整個手掌充滿緊繃的感覺，接著再慢慢放鬆，並輕鬆地將雙手放回大腿上，然後感受肌肉放鬆的感覺。

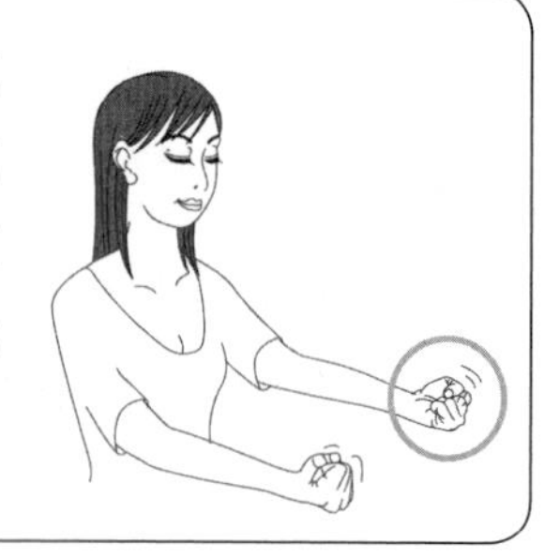

（二）將雙手抬到水平位置，手臂伸直、用力將手掌做出推東西的動作，讓手指指向頭部，感受「前臂」的緊繃，再把兩手慢慢放回大腿上，然後感受肌肉放鬆的感覺。

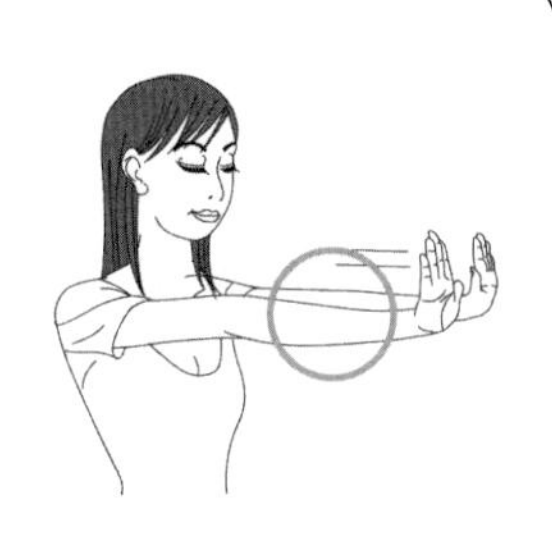

（三）將雙手手掌貼近耳朵，手肘向內靠近，感受「上臂」的緊繃，再把兩手慢慢放回大腿上，然後感受肌肉放鬆的感覺。

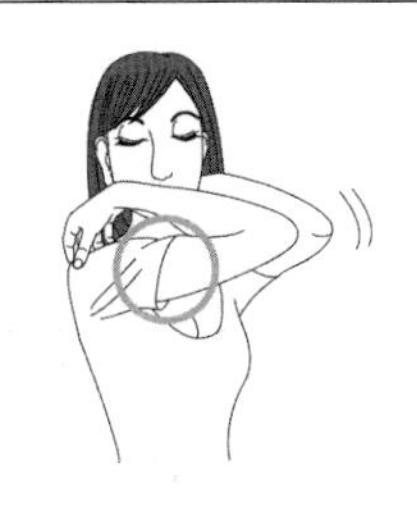

（四）用力將「肩膀」抬起做出聳肩的動作，想像肩膀靠近耳朵，感受整個肩膀充滿緊繃的感覺，再慢慢放下，釋放肩膀所有緊繃。

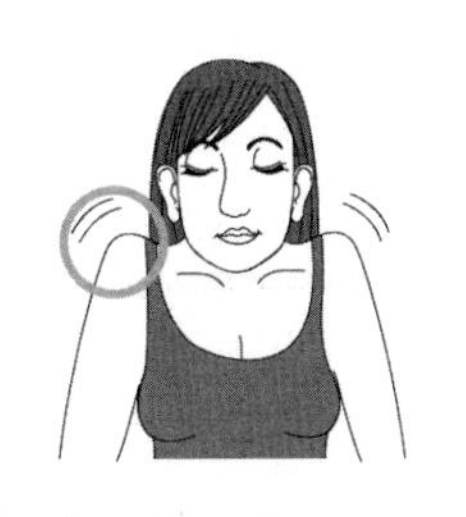

（五）緊皺眉頭，同時緊閉眼睛，用這樣的動作把額頭、眉頭往中間拉緊，然後再慢慢放鬆。

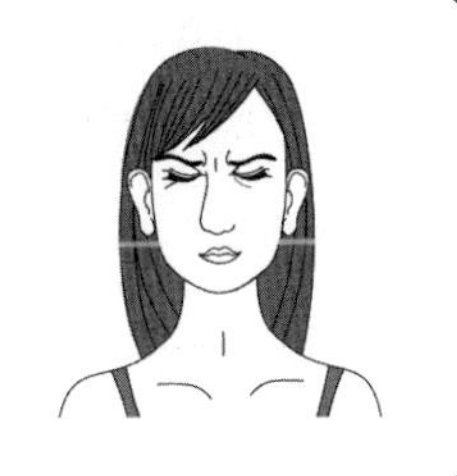

（六）咬緊牙關，同時緊閉嘴巴，用這樣的動作緊縮臉頰和嘴巴，然後再慢慢放鬆。

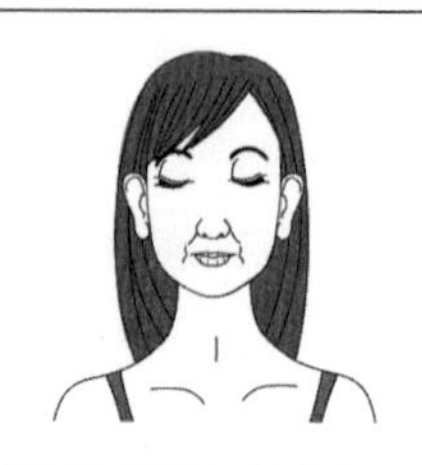

（七）維持背部直立，將頭低下，感覺脖子後方充分被拉開來。

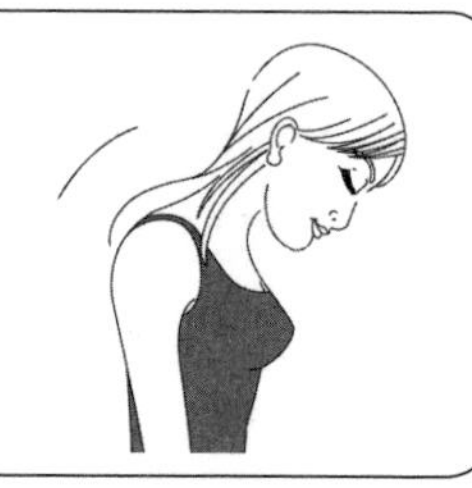

（八）用力將胸膛向上挺出來，兩邊肩膀向後夾緊，把背部向中間拱起，感受「背部」的緊繃，再慢慢放鬆，恢復原來坐姿。

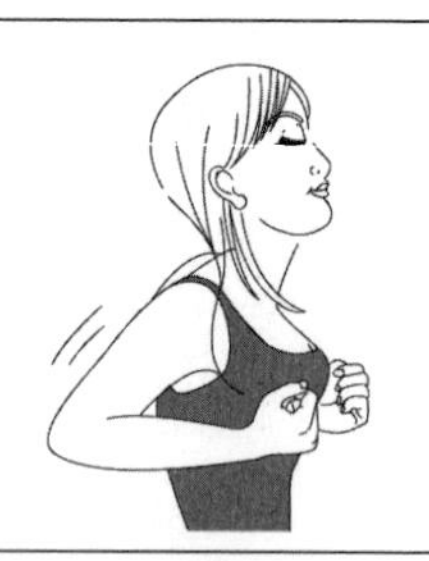

（九）深深吸一口氣，閉氣十秒後，感受胸部和腹部充滿空氣的不舒服緊張感，再放鬆地恢復自然呼吸。

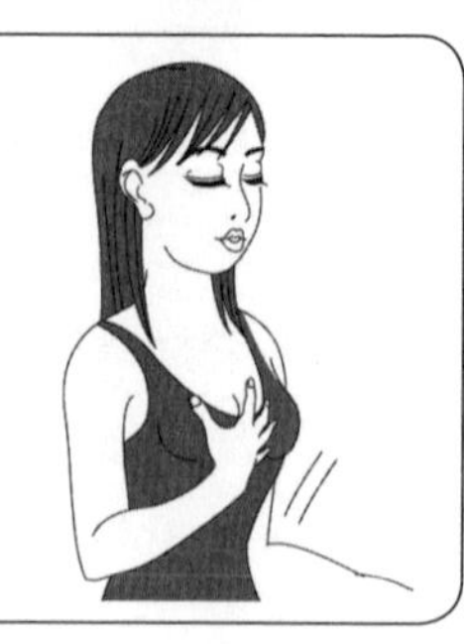

（十）用力收緊「腹部」的肌肉，感受腹部相當緊繃的感覺，再慢慢放鬆。

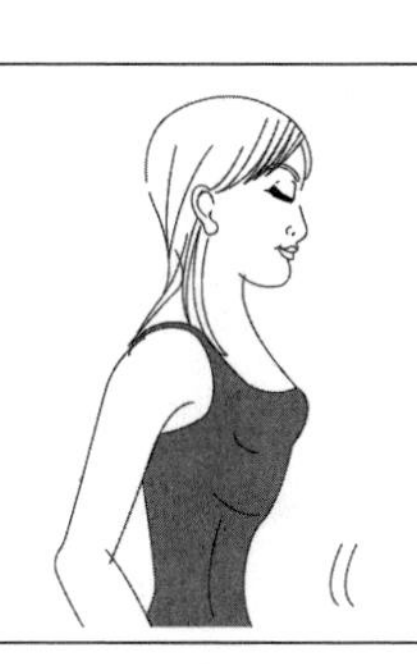

（十一）繼續坐在椅子上，將兩腳抬到水平位置，收緊膝蓋，腳尖向下壓，拉緊「大腿」的肌肉，然後逐漸放鬆。

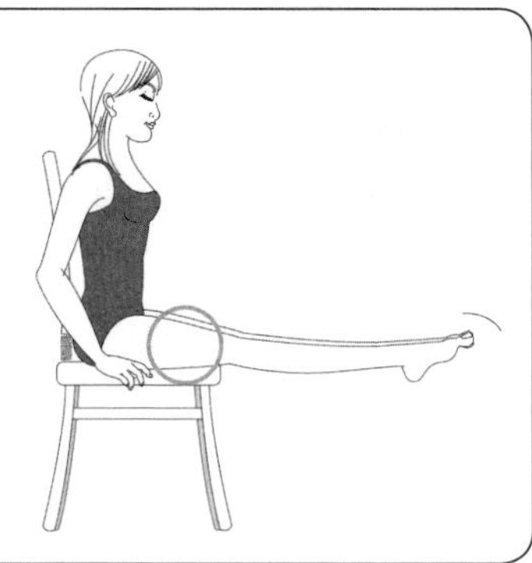

（十二）雙腳平放在地上，將腳尖往上提，拉緊「小腿」的肌肉，再逐漸放鬆。

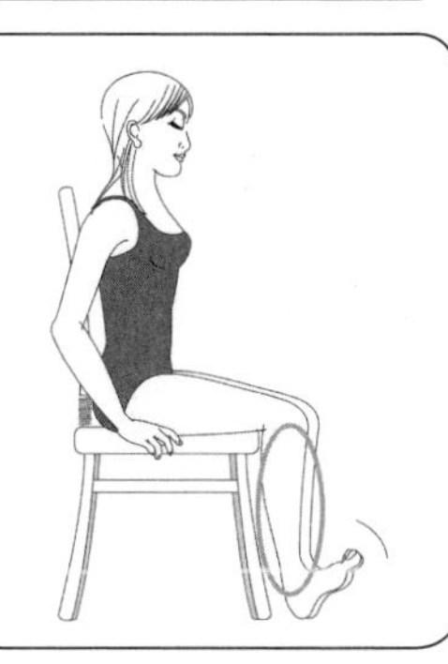

睡眠醫學領域中，多年來許多研究報告均指出，肌肉放鬆訓練有助於改善失眠，尤其是針對入睡困難者及睡眠中醒來次數頻繁者。但和做任何運動一樣，肌肉放鬆練習是一種必須時常練習才會純熟的技巧，才能讓身體在自然狀態下就熟悉如何放鬆肌肉；所以，在開始練習的初期，最好每天練習一至二次，主要是睡前，白天若有機會再練習一次效果會更好，每次約二十分鐘左右，主要透過睡前的肌肉放鬆來降低焦慮，讓身心回到適合入睡的平靜狀態，熟練之後，就能在短時間內讓全身完全放鬆，進而改善睡眠品質。

心理師的好眠提案

良好且合適的運動習慣對於睡眠必有加分效果，但在睡前運動卻可能因為過度亢奮的身心狀態，而導致更加難以入睡。請避免在睡前2小時從事劇烈的運動，更合適的安排，是透過放鬆訓練來鬆弛身心並引導睡眠。

失眠祕技 1-5

白天處理了許多工作、家務，非常疲累，晚上應該會睡得比較好吧？

在這個情況中，失眠者為了睡好一點而努力消耗體力，看似十分合理，但一樣也是經常出現在失眠門診裡的抱怨。以睡眠醫學的專業角度來看，其中隱藏了兩個與睡眠相關的錯誤想法及舉動，接下來就讓心理師來一一說明、破解迷思吧！

迷思1　期待立即就看到效果
迷思2　覺得工作、家事也算是運動

迷思 1、期待立即就看到效果

「因為今天……，所以晚上應該會……」，急著要改善失眠的你，是否也曾這麼照樣造句呢？總覺得已經工作或是做家事一整天了，非常疲累，晚上應該很好睡；或

是今天特地安排了兩到三小時的運動，遠遠超出平常的運動量，晚上應該不會失眠了；也可能是覺得，白天沒有煩惱的事情，晚上應該沒有理由睡不好了。其實失眠者應該都知道，惱人的失眠問題不是一朝一夕形成的，所以請記得，解決失眠問題也不是一蹴可幾的事情，不太可能因為今天早上做了什麼，今天晚上就不再失眠了，我們要請讀者先放下這樣的過度期待。

要解決失眠問題，只要找到對的行為及對的想法，配合心理師指導的失眠認知行為治療，加上持之以恆的執行及練習，效果就會慢慢出現。以針對失眠的研究結果或是臨床經驗來看，通常每項助眠的認知行為技巧，都需要執行至少三到四週以上的時間，才會開始見到治療效果。所以，或許今天晚上還無法不再失眠，但只要找對方法及心態，持續練習，也許接下來的某一天開始，你就會不再失眠囉！

失眠者經常期待，能藉由運動帶來立即緩解失眠的效果。運動對於睡眠的確有好處：透過白天消耗體力，累積晚上睡眠的需求，不但可以改善入睡困擾，還可以增加睡眠品質。但臨床上，卻常常聽到失眠者抱怨，當他們知道這個方式後，便開始積極投入運動，也期待對睡眠品質產生神奇的幫助，但睡眠情形不但沒有立即改善，反而有不少人的情況變得更糟糕，只好立即放棄這個助眠方式。心理師除了提醒失眠者不要操之過急，也會建議失眠者再保持運動習慣一段時間，失眠的狀況便會隨之改善。

另外要說明的是，因為運動而導致失眠在短期內更嚴重的這種現象，是有可能出現的。為什麼運動有時候可能會導致失眠情形惡化呢？不習慣運動的失眠者，剛開始透過運動改善睡眠時，可能會先面臨以下挑戰而阻礙睡眠的改善：第一，對於運動這件事，身體會先有不習慣的感覺。人是有惰性的，凡事起頭難，所以會抗拒是合理的，你需要的是一段適應時間，慢慢地養成運動習慣；第二，如果突然開始大量運動，可能會讓身體受傷、不適，反而影響到晚上的睡眠，也會造成對運動的負面感受，所以記得別操之過急；第三，礙於時間關係，你可能在下班以後，甚至睡前才有空運動，但是運動造成的心跳、呼吸加快等生理亢奮反應，反而可能讓你更難入睡，所以請避免在睡前兩小時內運動。

為了因應上述的情況，心理師建議以下幾個注意事項。

- **心態**：別操之過急。運動可以幫助睡眠，但需要時間累積效果。
- **行為**：挑選合適的運動強度，如果要增加強度，建議採取漸進的方式。
- **不二法則**：養成習慣、持之以恆！

迷思 2、覺得工作、家事也算是運動

相信大家應該都聽說過運動的重要性，運動可以幫助減重、穩定情緒、提升生活品質，還可以改善睡眠情況。藉由運動讓身體在白天消耗體力，可以累積晚上睡眠的需求，不但可以改善入睡困擾，還可以增加睡眠的品質及深度。

但在臨床上，卻常常聽到失眠者抱怨說：「我明明已經動一整天了，晚上還是睡不著！」失眠者可能會說，做

了一整天的家事，做到滿身大汗，或是工作一整天東奔西跑，非常疲累，這樣的運動量應該足夠了吧？但其實像家事、工作等等讓你感到疲累的行為，都只能算是「勞動」，而勞動與運動可是大不相同哦！

若用「能量保存理論」的角度來探討，「一定程度的勞動」和運動一樣，會帶來身體能量的支出，所以我們就會需要休息與睡眠來恢復能量，修復身體的耗損與疲憊。所以，如果從偏「生理」的層面來看，運動與一定程度的勞動都可能增加睡眠需求（見圖三）。

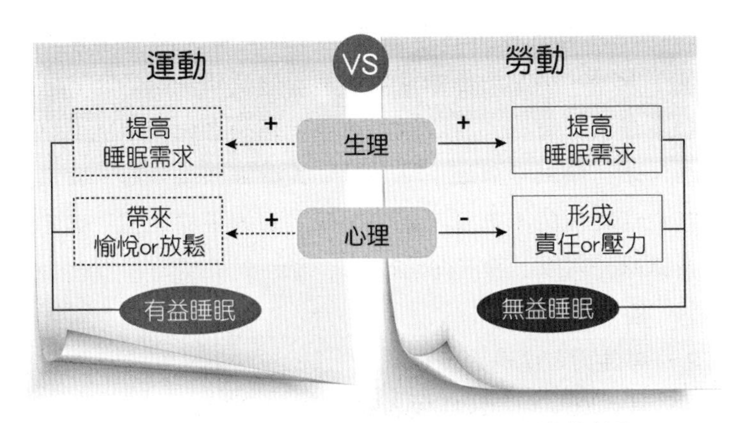

圖三：「勞動」與「運動」對於睡眠影響的差異

★睡眠小教室★

何謂慢性失眠？

「失眠」指的是對於睡眠的「質」或「量」在主觀上感覺到不滿意，簡單而言，可分為以下幾種型態：

1. 入睡困難（躺床後無法入睡的時間超過30分鐘）
2. 睡眠維持有困難，半夜易醒，且難再入睡（入睡後清醒時間超過30分鐘）
3. 太早醒來，無法再入睡
4. 睡醒之後沒有恢復精神及體力

許多失眠患者的失眠症狀，是混合上述幾種型態的。此外，失眠的診斷還需排除「睡眠環境」的因素，也就是説，處在適合睡眠的環境下還是會出現以上症狀時，才可稱為「失眠」。而且，失眠通常會伴隨一些日常生活功能的影響及不適，醫學上對失眠的定義，還需要具備一項以上的下列症狀：

1、倦怠不適。

2、專注力及記憶力變差。

3、社會職業功能或在校的學習表現受影響。

4、 情緒煩躁不適。

5、 白天因此嗜睡。

6、 活力與動力減少。

7、 工作或駕車時容易犯錯甚至出意外。

8、 因睡眠減少而出現如頭痛或腸胃不適的症狀。

9、 開始擔心或憂慮自己的睡眠情況。

每週有三天以上出現上述情形的其中一項，並持續至少三個月，且影響到白天工作或生活品質，即定義為「慢性失眠」。

但勞動與運動最大的不同，是來自「心理」層面的感受（見圖三）。運動後，使身體產生疼痛感的乳酸會大量堆積，而乳酸傳導到中樞神經，刺激腦內啡（Endorphin）分泌，腦內啡會讓人心情振奮（runner's high）、愉快，這就是為什麼運動會有放鬆、紓壓的效果。這些是勞動沒有的效果，絕大多數的勞動，如：工作、家事及瑣事等，都是在帶有責任或是壓力的情況下進行的，而這些有壓力的勞動持續一段時間，常常會造成更多的焦慮、不安與清醒，不但不會幫助增加對睡眠的需求，甚至會干擾到晚上的睡眠，可能還需要利用放鬆技巧來幫助自己降低焦慮呢！

所以，請不要期待能藉由生活中避免不了的勞動來改善睡眠情況。建議大家還是要養成運動的習慣，不但有益身心健康，也對失眠的狀況有幫助！

最後提醒，如果您是長期的慢性失眠者，雖然規律的運動可能有助睡眠，但或許僅能扮演「幫助」的角色，很難達到完全「治療」的效果。運動對於睡眠的改善通常在一般人身上的效果較為明顯，但如果您已符合慢性失眠的臨床定義（見P.56「睡眠小教室」）時，通常利用運動改善失眠情況的效果仍然有限。我們還是建議慢性失眠者尋求睡眠相關專業協助，像是配合心理師指導的失眠認知行為治療，失眠的改善效果才會更明顯，也更能達到長期的改善效果哦！

心理師的好眠提案

工作和家事等「勞動」雖然和「運動」一樣，都會因為生理上的耗損與疲憊而增加睡眠需求，但運動所產生的愉快、放鬆和紓壓效果，是勞動所無法達到的。想助眠，還是建議養成運動習慣，但要持之以恆才有用喲~

失眠祕技 1-6

吃安眠藥不是好事，先吃一陣子，等睡眠狀態改善了，就可以趕快停藥？

助眠藥物的存在，一直讓失眠者又愛又恨。在失眠門診中，最常被問到的問題就是「吃藥會不會影響到記憶力？」「吃藥會造成對藥物的依賴嗎？」「藥量會不會越吃越重、以後都戒不掉？」然而在失眠好幾天以後，失眠者大多會希望先睡著再說，或懷著抗拒的心情痛苦地把藥吞下，期待能換取一夜好眠。

其實藥物的發明確實改善了嚴重的失眠症狀，倘若依照安全的使用方式服藥，大多不會有嚴重的副作用。但有許多長期失眠的患者，因為睡眠困擾而懷著強烈的擔憂、焦慮、沮喪和抗拒等情緒，在這種情況下，藥物的助眠效果就會大打折扣；例如許多鎮定類的安眠藥，其藥效是使人放鬆進而產生睡意，但失眠者如果懷著憂懼的心情服藥，緊張程度比平常還高，當然很有可能在服藥之後也難以放鬆、無法入睡。

想要在夜裡好睡，安眠藥能發揮的功效大概只佔50%，剩下的50%就不是藥物所能控制，而必須從包括生活形態、行為、情緒，以及對於睡眠品質的擔憂絕望的想法等，這類屬於「失眠認知行為治療」的核心內容，來加以調整改變，才有機會慢慢地解決睡眠問題與情緒困擾。

安眠藥怎樣吃，才能安眠又安全？

1. 藥物須由專業的醫師仔細評估後開立，才可使用，不可擅自服用親友的安眠藥；同時也須遵照指示用藥，不可擅自停藥或增減藥物劑量。
2. 失眠期間可規律用藥，遵照醫囑短期使用安眠藥，並不會造成藥物上癮或依賴，短期使用期間建議為2～12週。
3. 配合睡眠保健原則，與醫師或睡眠心理師討論，如何調整生活行為和思考模式，以減少不利於睡眠的生活習慣、改變影響睡眠的思考模式。

4. 服藥期間應避免飲用酒類，若有服用其他藥物也應與醫師討論，以免和安眠藥產生加成作用，造成太強的藥效。
5. 睡前半小時內服藥，建議服藥後直接躺床，避免再執行其他活動。
6. 自行停藥可能引發反彈性失眠（失眠惡化），需要調整藥物劑量時可與醫師或睡眠心理師討論，一同制定減藥計劃。
7. 若有其他睡眠異常疾病，如睡眠呼吸中止症、週期性肢體抽動症、不寧腿症的病人，更須經由醫師評估後才可開立合適之安眠藥物，以避免症狀加重或是藥物效果不佳。

常見的助眠藥物種類

1．安眠藥物

(1) 苯二氮平的安眠藥物（Benzodiazepines，BZDs）

臨床上經常使用鎮定劑作為安眠藥，主要是因為鎮定類藥物可以達到放鬆、鎮定的功效，進而輔助睡眠，使人產生睡意。這類藥物根據藥理作用的不同，可用於抗焦慮、抗癲癇、肌肉鬆弛等不同適應症，雖然安全性較高，但仍有「耐受性」與「依賴性」等顧慮存在。

藥物的「耐受性」問題，是指原先對個體有效的劑量，經過長期或不當的使用之後，個體對於藥物的反應越來越差，可能吃了藥也不想睡，或是能睡著的時間越來越短，而為了達到原先的藥物效果又提高服用的劑量；常見的耐受性提高現象，就是病患感覺藥物助眠的效果不如以往，而越吃越多。

藥物的「依賴性」問題，則是指個體的身心狀態轉變為對藥物的需求提高，可能為了重複體驗藥物的效果，或是不能忍受沒有藥物的感覺，因此不吃藥不行；常見的依賴性現象，像是沒服藥就無法入睡，或是因害怕睡不著而一定要吃藥。對於藥物的生理或心理依賴皆可能發生，造成病患持續使用藥物，很難戒除。

常見的鎮定安眠類藥物，可以根據安眠作用效果長短，分為短效、中效、長效三種類型（見表二）：

表二：國內常用的苯二氮平類助眠及鎮定藥物

成份	常見商品名稱	半衰期
短效		
Brotizolam	Lendormin （戀多眠）	7小時
Midazolam	Dormicum （導眠靜）	2-3小時
Triazolam	Halcion（酣樂欣）	2-3小時
中效		
Alprazolam	Zanax（贊安諾）	12-15小時
Estazolam	Eurodin （悠樂丁） Eszo（艾斯樂）	8-24小時
Lorazepam	Ativan（安定文）	12小時
Lormetazepam	Loramet（樂得眠）	10小時
Temazepam	Restoril （山德士）	10小時
長效		
Clonazepam	Rivotril（利福全）	20-60小時
Diazepam	Dupin（樂平） Valium（煩寧）	20-70小時
Flunitrazepam	Rohypnol （羅眠樂） Modipanol（美得眠）	16-35小時
Flurazepam	Dalmadorm （當眠多） Syndoman（欣得眠） Lisumen（立舒眠）	40-100小時
Nimetazepam	Erimin （一粒眠）	26小時
Nitrazepam	Mogadon （眠確當）	18-38小時

註：「半衰期」指藥物進入人體，到有效劑量衰退至最高峰的二分之一所經歷的時間。

鎮定安眠類藥品還有一種常見的副作用，就是因為過長的鎮定效果而影響起床後的認知功能（例如：記憶力減退、注意力不集中、意識模糊），患者服藥後可能會感覺昏沈、意識不清、肌肉無力等，特別是部分老人家服藥後，晚上起床如廁可能會在迷糊當中跌倒，甚至造成骨折；另外，服用劑量太多或是長效型的藥品，也可能影響白天的活動，例如在工作或開車時，因為意識模糊或肌肉無力而發生意外；若不當使用，更可能使得藥物耐受性、依賴性提升。

服用鎮定安眠類藥物，也較容易影響睡眠結構（抑制「深睡期」和作夢的「快速動眼期」），所以有些患者在使用鎮定安眠藥物後，會覺得睡眠變得不太自然，和從前睡覺的感覺不太一樣，或是睡得比較淺等等。因此，使用鎮定安眠類藥物治療失眠的患者，也應該同時採取非藥物的「認知行為治療」方式，配合定期回醫院門診接受專業評估，以便慢慢戒除藥物。

(2) 新一代非苯二氮平結構藥物

在台灣，此類藥物包括Zolpidem（Stilnox使蒂諾斯）、Zolpiclone（Imovane宜眠安），相對於傳統的苯二氮平類藥物更減少了藥物依賴性與副作用，因為安全性提高、可快速導入睡眠，且降低了對於睡眠結構的影響，常被用來治療單純的失眠或入睡困難，但有鑑於藥物濫用的風險，國內仍歸類於四級管制藥，無法於一般藥局購買得到。

在臨床上，此類藥品主要是針對入睡困難的症狀，因半衰期較短（約2～5小時），不易引起日間嗜睡，也相對不會在白天造成昏沈、意識不清或動作遲緩等問題。但由於藥效作用快速（15～30分鐘內），若患者服藥後沒有立即上床準備入睡，則容易因為意識不清而發生意外，例如烹煮食物而燒傷等；亦不建議在服藥後進行做家事、用電腦、看書等耗費體力及腦力的活動，避免暈眩不適的症狀出現。部分服用者曾反應有夢遊、失憶等副作用。

2．其他具有安眠作用之藥物

(1) 抗組織胺藥物（Antihistamines）

一般抗過敏的藥物多半有嗜睡的副作用，生活中亦常見有人服用感冒藥而嗜睡的情況，因此這些藥物也可能被用來治療失眠。然而此類藥物對於助眠的療效缺乏嚴謹的臨床研究，且服用此類藥物，可能在三、四天內即產生耐藥性而需要服用更多藥物，亦會造成明顯的日間嗜睡及認知障礙，年長者使用後還易引起意識混亂等症狀。建議患者使用前諮詢專科醫師。常見的此類藥物成份是Diphenhydramine。

(2) 抗憂鬱藥物（Antidepressants）

由於抗憂鬱劑具有鎮靜、嗜睡的副作用，因此也常被用於治療失眠。有別於治療憂鬱症，醫師會將抗憂鬱劑調整為較低劑量，作為安眠藥物讓失眠患者於睡前服用。一般而言，抗憂鬱劑對失眠的療效比苯二氮平類藥物差，但對部分病人卻有較好的效果，也適用於同時患有其他睡眠異常疾病的失眠患者；然而若連續使用超過一個月以上，對於失眠的療效就會變得不穩定，且容易引起低血壓、食慾增加等不適的副作用，並易於與其他藥物產生交互作用，因此更需要醫師評估過後才可使用。常見藥物成分如Trazodone、Mirtazapine。

(3) 抗精神病藥物（Antipsychotics）

目前並無實證資料支持此類藥物可有效治療失眠，且服用後可能引起白天昏沈或精神遲滯之副作用，一般並不建議作為治療失眠的第一線用藥。如需使用，宜轉介專科醫師進行細詳評估。

(4) 褪黑激素（Melatonin）

褪黑激素是由大腦內松果體所分泌的一種荷爾蒙，掌管身體的日夜節律。退黑激素藥物可用來治療因日夜節律失調所產生的睡眠障礙，像是時差問題、輪班工作者的睡眠問題等；而在褪黑激素治療的目標上，仍應著重於將日夜節律調整至理想狀態即可停藥，使用期間通常不超過2週。若僅是針對治療失眠，其成效、有效劑量、使用時間點，以及長期使用之安全性均不明確，因此較不建議用於失眠的治療。服用此類藥品皆應與專業醫師詳細討論後再行決定。

健康安全的減藥原則

在服用藥物的情況下，當睡眠已恢復到穩定狀態並持續了一段時間，便可以考慮開始執行減藥，如果已連續服用藥物達到3個月以上，或是同時服用多種助眠藥物，更需要將減藥的計劃以更緩和的方式執行，千萬不可以冒然停藥，以免造成「反彈性失眠」，除了讓身體更不好受，還會增加減藥過程中的挫折與困難。

什麼是「反彈性失眠」呢？許多長期服用安眠藥的患者都有這種經驗，當患者感覺到睡眠問題改善了，便自行停藥，結果停藥當晚就經歷到比先前還要嚴重的失眠情形，可能是得花更多時間才能入睡、整晚都沒睡，或是睡得很淺很片段等等；這種突然停藥所造成的失眠惡化情形，即為反彈性失眠。

經驗到反彈性失眠的患者，通常會感覺到害怕、失控、挫折和沮喪交織而成的負面情緒，更無奈的是，因為患者害怕睡眠失控，便可能擔憂自己不吃藥就睡不著，因此多半在當下或是隔天又會開始服用安眠藥。這種現象持續不斷、成為惡性循環，除了讓失眠的患者越來越焦慮，甚至可能引發不當的藥物使用，更容易造成對藥物的依賴，是非常需要重視的問題。

安眠藥減藥計劃

減藥之前，檢查你一個月以來的睡眠日誌：

□每一週睡得好的天數是否高於睡不好的天數？

□每天服用的藥物劑量與種類是否固定，而非隨著睡眠狀態調升或調降？

□每天是否有固定的睡醒時間，而非想睡就睡、或是有太長的午睡？

□放鬆技巧的執行是否已熟練且發揮功效？

□是否已了解減藥過程中，任何可能面臨到的困難？

□是否已經與你的醫師或臨床心理師討論過減藥的順序或方法？

如果上述清單的每一項都打勾了，就表示你已經準備好開始減藥了。

安眠藥減藥策略

A. 每週逐漸減少劑量：

設定每週裡每天要減少的劑量，例如每週裡每天減少1/4顆安眠藥，逐漸地減少劑量直到低於最低有效劑量。

所謂最低有效劑量，是指能有效助眠的最小劑量，比方說同一種藥原先要吃 1 顆才能有效助眠，現在只要吃1/4顆便能順利入睡，則最低有效劑量即為1/4顆。

B. 每週逐漸減少服藥天數：

設定每一到兩週減少一天服用安眠藥，直到每週服用安眠藥的天數不超過三天。例如，第一週只有週六晚上不吃藥、第二週增加為週六和週一兩個晚上不吃藥，以此類推。通常會建議先挑選較輕鬆的晚上，以增加減藥的成功率。

C. 需要時才服用：

若明天或後天有重要事項但睡不好時，可以在失眠的當下服用藥物；若沒有重要的事情但是突然睡不好，就不可以在失眠的當下服用藥物，而要等到明天睡前才可以服用藥物。藉此行為方法，來降低只要睡不著就用藥的習慣性與依賴性。

減藥過程中突發性的失眠，用放鬆技巧取代藥物效果

許多人擔心，在減藥的過程中若遇到突發的失眠情

況，會影響到隔天的精神與工作。我們的建議是，一定要以身心可負擔的速度來逐步執行減藥計畫，以免驟減藥量造成精神或體力不濟，反而更容易突顯沒有安眠藥的焦慮；另外，也必須安排更多的助眠行為，像是保留睡前的放鬆時間、養成平時的運動習慣等，以期讓身體的睡眠能力自然發揮作用，才能順利減藥。除此之外，與醫師或臨床心理師討論制定出減藥計畫以後，就要依照計畫徹底執行，不能因為減藥過程中睡眠不穩定，便自行調整用藥的次數或劑量，才能使得減藥過程更順利喔。

心理師的好眠提案

正確使用安眠藥可以減少失眠的負面影響，打算停藥或減藥之前也必須和專業人員討論，訂出減藥計畫，了解減藥過程中可能遇到的阻礙，並配合正確的睡眠保健原則、確實執行非藥物助眠策略，才能健康安全的戒除安眠藥。

Part 2

這麼做，保證失眠更持久

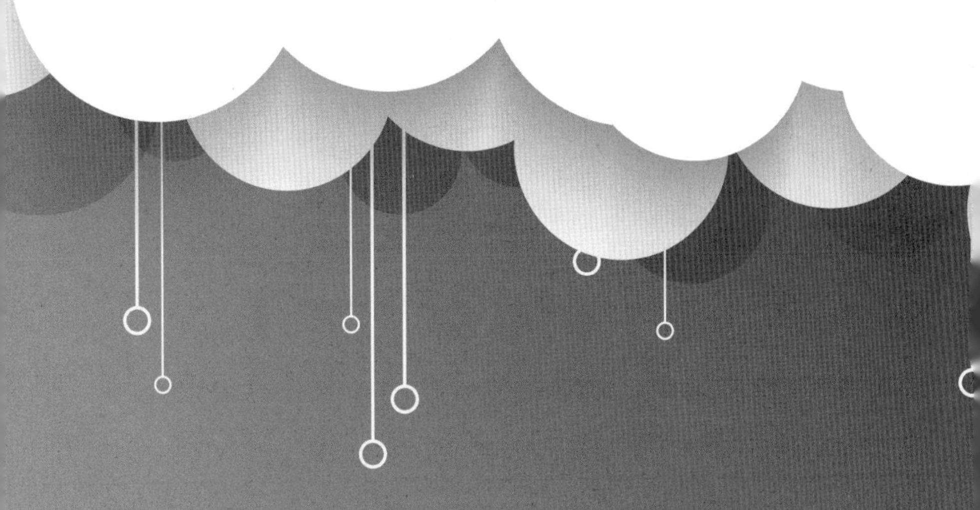

失眠絕招 2-1

總覺得平常失眠睡不夠，習慣假日補眠，通常會多睡 2 小時以上？

在本書中所列出的問題裡，這一題應該是最常被勾選的題目之一。利用假日來補回平日不夠的睡眠量，這是一般人最常見的睡眠迷思，也是最普遍的不良睡眠習慣。特別是有失眠困擾的學生或是上班族，儘管夜晚輾轉難眠，但平日礙於必須準時上學上班而勉強自己早起，所以假日來臨時一定非常期待補眠，甚至肆無忌憚地一覺睡到自然醒，中午過後才睜開眼睛，直接吃午餐，或吃完繼續不省人事。然而，以為補眠可以徹底恢復精神的你，卻常事與願違地感到更加疲倦。此外更糟的是，補眠的習慣還可能導致下一波失眠來襲。

究竟是什麼原因引發這些負面現象呢？在此，我們用「吃到飽理論」來說明。

吃到飽理論

有許多餐廳以讓顧客「吃到飽」為號召，不知道大家在這類餐廳飽餐一頓的同時，是否留意過自己的心理狀態？人們面對「吃到飽」這樣沒有任何限制的美食饗宴時，在不同階段會產生不同的情緒反應，其變化的幅度就像是坐雲霄飛車一般峰迴路轉喔！

「吃到飽」前期

在準備開動前，你滿心期待要大展身手，甚至有種非把店家吃倒不可的自負心情；

「吃到飽」初期

開始用餐時，滿懷享受的愉悅感，每吃進一口，都彷彿味蕾在開心地跳舞；

「吃到飽」後期

有點飽了，但仍不肯放棄，繼續用餐。直到肚子撐得有點難過，心情逐漸轉變為後悔，告訴自己似乎不該吃這麼多，但手卻仍一口一口地將食物塞進嘴裡，覺得還可以再吃一點。最後，終於因為身體不堪負荷而感到不適，不得不罷手。這份不適，包含了生理及心理的層面。

滿心期待 → 享受 → 開始後悔 → 感到不適

這就是許多人都經歷過的「吃到飽式用餐」中的情緒轉折。但這與「假日補眠」有什麼關係？想必大家都有過這樣的經驗：週間得上學、上班，總覺得永遠睡不夠，因此每到假日就興起「我一定要把欠下的『睡眠債』一次補回來」的心態。但真的睡到飽、睡得盡興後，卻又有股說不出的昏沉，甚至伴隨頭痛、暈眩，反而比平常更疲倦，因而感到些許懊惱。說到這裡，聰明的讀者是否已經發現，失眠者「睡到飽式補眠」所經歷的身心狀態，跟「吃到飽式用餐」的心理轉折很接近呢？

「睡到飽」前期

就要放假、有機會睡飽了，你一整天都在期待今晚要好好補回前幾日沒睡夠的份量，決心睡到爽為止；

「睡到飽」初期

終於可以上床了，舒服地躺平，整個房間都充滿了期待睡眠的氛圍，心中有種任誰都不可以吵醒我的莫名堅持；

「睡到飽」後期

醒來時發現已經中午甚至更晚了，一天過了一半，心裡有些後悔不該花這麼多時間睡覺，浪費時間。而且起床後並未出現預期中的精神抖擻，反覺身體沉重，頭昏昏腦鈍鈍。

「睡到飽式補眠」除了令人在心理上產生「浪費時間」的懊惱之感，在生理上也有害處。許多人都疑惑，為什麼睡太飽反而沒精神？原因是，你的身體其實不需要這麼大量的休息。當睡眠時間達到平時所需的量時，部分身體機能已開始甦醒、運作，躍躍欲試準備活動了，你卻一直躺著不起床。時間一久，身體自然感覺不舒服。一如「吃到飽」理論中所說明的，身體不需一次吃進這麼多食物與熱量，過多食物反而造成身體負擔；同理，身體也不需一次這麼久的睡眠。再來，若以人的睡眠結構來看，「深睡期」通常集中在前半夜，到了後半夜，尤其是睡足六至七小時後，睡眠階段多已進入「淺睡期」與「作夢睡眠期」。因此假日補眠看似睡得很久很飽，但後半段已非深睡期，休息效益不大。

★睡眠小教室★

一般人整晚的睡眠階段如下：

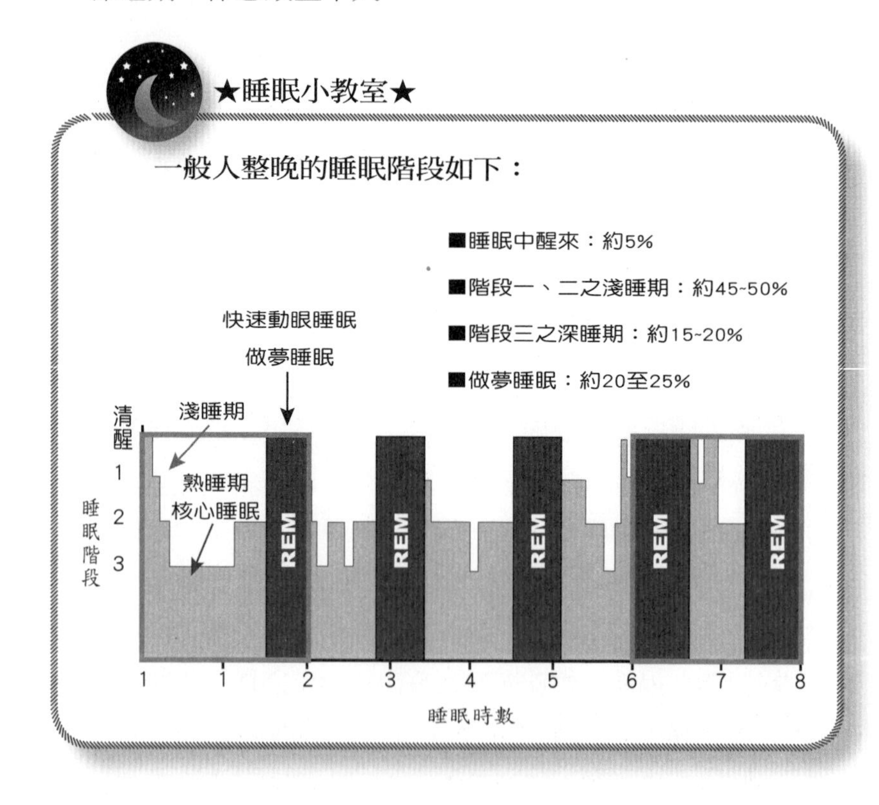

此外，假日過度補眠，也很容易影響生理時鐘的穩定性，導致生理時鐘紊亂。假若週休二日連續兩天晚睡晚起，將影響上班前一晚（通常是週日晚間）的入眠狀態，日後慢性失眠的可能性將大為增加。過度補眠，真可說是得不償失啊！

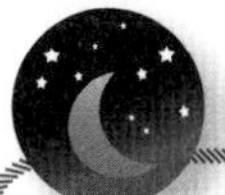

★睡眠小教室★

連續兩天晚睡晚起，

就可能導致第三天晚上入睡困難！

研究指出，連續兩天比平常晚睡晚起兩小時，就可能導致第三天的生理時鐘往後移**31.6**分鐘（經由測量與生理時鐘有關的褪黑激素得知）。因此，假設星期五、六都晚睡晚起 2 小時，便可能導致星期天晚上較難入睡，並出現星期一早上較難起床的傾向。

參考文獻：

Sleep. 2001 May 1;24(3):272-81.
A single dose of melatonin prevents the phase delay associated with a delayed weekend sleep pattern.
Yang CM, Spielman AJ, D'Ambrosio P, Serizawa S, Nunes J, Birnbaum J.

生理時鐘與光照治療

現代人都相當倚賴「外在時鐘」的時間，不停地看手錶、時鐘、手機上的時間來提醒自己該進行什麼活動。但我們體內有個更重要的時鐘，就是所謂的「生理時鐘」，指人體內部各項生理活動的韻律，它會告訴身體一天中何時該吃飯、何時該睡覺、何時該啟動消化系統等。這生理時鐘的機制也稱為「日夜節律」。

但因「生理時鐘」與週期為二十四小時的「外在時鐘」並不同步，所以人們便得不停校正生理時鐘，以配合「外在時鐘」的規律。一般而言，簡單的校正沒什麼困難，例如在不同季節中為了適應白晝時間的長短變化，我們會改變生活計畫、調整睡眠時間；甚至可以為了因應偶發狀況而臨時熬夜，事後再調整回平常的生活節奏。

生理時鐘雖然充滿彈性，但過多的變化可能使校正失敗，導致規律紊亂，並出現睡眠困擾。比方日夜作息時間轉換劇烈（如輪班、出國而產生時差等），或作息模式變動（像是先前討論的連續假日時補眠晚起、寒暑假時熬夜），都容易引發生理時鐘紊亂。如果因此出現入睡困難、早上起不來，或睡眠品質下降等情形，並已影響到日常生活，建議利用「光照治療」來使生理時鐘與外在時鐘恢復同步。

「光照治療」是指以足夠強度的光線、在適當時間照射人體，以達到調整生理時鐘效果的療法。治療時，光線會經由瞳孔進入眼睛後方的視網膜，再傳送光線訊息進大腦，到達位於下視丘的神經核，並啟動後續連鎖反應，以調整體內褪黑激素（Melatonin）的分泌，進而調整生理時鐘。光照治療的光照強度至少需2500燭光（lux，光線強度的測量單位），約等同早晨剛破曉時的光照強度。

針對生理時鐘向後延（晚睡晚起型）的讀者，我們建議早晨起床後照光約半小時，提醒身體：已經天亮了，可以啟動一天的活動囉。照光半小時，能使生理時鐘向前調整，達到早點入睡、早點起床的目的。所以，你如果因為週休二日連續兩天晚睡晚起，導致上班日前一晚難以入眠，或上班日當天起床特別費力的話，可以試著在早晨起床後照光半小時（若能照光一小時效果更佳）。相反地，生理時鐘提前型（早睡早起型）的讀者，則可以透過傍晚的照光提醒身體：白天的時間還長，不需這麼快入睡，使生理時鐘向後推遲，進而延後入睡及起床的時間。但一般室內光線的強度低於500燭光，以光照治療的標準而言強度不足，必須改用光照儀（Light box）讓個案在晚間接受光照，方有成效。

提醒大家，以光照治療來調整生理時鐘，有時需經由精細的計算與評估，才能給予患者正確的光照方式與光照時間。我們建議，若讀者按照上述原則來實行但效果不彰，就應該尋求專業睡眠醫療人員的協助。

當然我們也瞭解，對於長期忍受失眠、睏倦之苦的讀者而言，遇到難得的假日卻被要求不得補眠，實在太強人所難啦！因此我們建議，若想彌補平常欠下的「睡眠債」，又不願影響生理時鐘與身心狀況，假日補眠的原則是盡量控制在兩小時以內。如果可以在起床後照照太陽、到戶外走走，將更能把懶散的週末轉變為充電的好時光！

基於上述假日過度補眠對睡眠的影響，以及穩定生理時鐘的重要性，我們綜合出下列幾項關於睡眠的原則，讓讀者在日常生活中自我提醒，避免一再陷入補眠復失眠的惡性循環中：

1. 維持固定的起床與上床時間：固定的起床時間，尤為重要。早晨照照光，便能喚醒身體，啟動一天的活力。
2. 維持固定的生活作息規律。
3. 假日補眠以兩小時為限。
4. 起床後照射日光30分鐘，尤其是假日補眠後的第一個上班日早晨。

最後提醒大家，你其實不需要吃到飽，也不需要睡到飽；剛剛好，最好。

心理師的好眠提案

假日過長的補眠習慣，不但無法有效地補償睡眠債，還可能導致身體不適，也擾亂了生理時鐘的穩定性。建議維持固定的生活作息，尤其是固定的起床時間更為重要，如果假日真的要補眠，請以兩小時為限。

失眠絕招 2-2

失眠後總是睡覺擺第一，時間一到就要求自己立刻上床、即刻入睡？

許多接受失眠認知行為治療的長者疑惑地問我們，明明退休生活非常輕鬆、也十分規律，沒有煩惱壓力，怎麼失眠的情形依舊沒有改善？我們也常聽到長期失眠者說，原先導致失眠的壓力早就排除了，不明白如今為何還是夜夜難眠。這可是許多失眠者的共同疑問。也許，問題就出在失眠者總是太關注「睡覺這件事」了！

失眠者經歷一段失眠的日子之後，不知不覺中逐漸增強對「睡覺」一事的關切；在生活諸事中，「失眠」得到的注意力所占比重逐漸增加。就算導致失眠的特定壓力早已消失，但這般日積月累的關注，已悄悄地讓「失眠」本身轉變為最大的壓力源。失眠者開始把睡覺擺第一，分分秒秒提醒自己，晚上可以睡覺的時間一到，就必須立刻上床！

我們在詢問失眠者何時上床時，就經常得到這樣的答案：「時間一到，就盡快把握時間上床睡覺。」因為擔心睡不好，總不忘提醒自己，非得把握任何可以睡覺的時間與機會不可。就寢時間一到，立刻收拾手邊的工作，用最快速度把電腦、電視、電燈全都關了，迅速上床躺平，彷彿分秒必爭地趕著與睡神約會。但是，你的身體準備好要睡了嗎？大腦也準備好要睡了嗎？心理師提醒你，這樣的睡眠習慣其實不太好喔！

風扇理論

在此，我們透過「風扇理論」來談談什麼叫做「身體與大腦都準備好要睡覺了」。想像一下當你把電風扇關掉時，雖然電源中斷了，扇葉仍因慣性而緩慢地繼續旋轉，要過一段時間才會完全停止。就算風扇停止了，上前一摸馬達，馬達仍然微微發熱，並未完全冷卻。失眠中的頭腦，就宛如止不住的風扇一樣轉呀轉個不停；如果想有一夜好眠，必須等待睡意浮現，一如風扇從高速旋轉到完全靜止，需要花時間等待。千萬不要期待「說睡就睡」！

身處於追求速度的年代裡，我們被要求做決定要快、移動要快、吃飯要快、睡覺要快……一天當中，人們有多少時間是「慢慢來」的呢？常失眠的人，一整天的情緒和思考往往都很急促緊繃，已經從早忙到晚了，接著又逼自己趕快睡著，想當然耳很難順利入睡。越是急著睡，越是睡不著。因此，心理師建議，不管再怎麼忙碌，再怎麼心急，也不要時間一到就立刻跳上床。建議讀者規劃一段固定的睡前放鬆時間，養成習慣，至少半小時。在這段時間裡，你可以進行放鬆練習，或者做些「靜態放鬆」的活動，即使什麼都不做，發發呆也行！

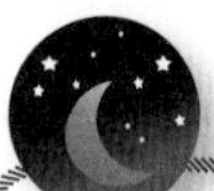

★睡眠小教室★

何謂「靜態放鬆」的活動？

這類型的活動，能夠令人感到放鬆，型態以靜態為主，隨時可以停下來，且不會提高活動之後的清醒程度。例如：緩慢呼吸法、腹式呼吸法、肌肉放鬆法，或看電視、讀雜誌、聽輕音樂等。

舉例而言，若你選擇看電視來當作靜態放鬆活動，可以看動物頻道、地理頻道、新聞這類可隨時中止而不會感到不舒服的節目。因為，睡前看太過刺激亢奮的電視、電影，如恐怖片、喜劇等，會使精神過度高亢，進而影響入眠。這些都不能算是「靜態放鬆」的活動。在臨床上，甚至遇到過有人因睡前看政論性節目，而激動得睡不著。

還記得小時候要上床睡覺前，我們有著很多的步驟，能讓身體與大腦都準備好要睡覺了，焦點不只是在睡眠這件事情上而已。爸媽總是在睡前兩小時左右，提醒我們該洗澡囉！洗好澡可以換上最愛的那套睡衣，泡杯牛奶、吃吃小點心後，躺在床上抱著玩偶，等著爸媽的床邊故事或安眠曲，然後再安詳地進入夢鄉。

爸媽提醒 → 洗澡 → 換睡衣
→ 牛奶 → 床邊故事 → 夢鄉

小時候的我們很好眠，是因為有很好的睡前習慣。每晚前往「夢鄉」的路上，都有固定的站牌讓我們一步步地接近終點站，身體在這過程中越來越沉重，意識也跟著迷濛。但是成年之後，我們日夜都有忙不完的瑣事，每晚前往「夢鄉」的路程變得愈來愈短，駐留的站牌也愈來愈少，常常只剩下時鐘的提醒，到了不得不睡的時間才急忙就寢，早已遺忘了享受沿路風景是多麼愜意。

請花一些時間讓風扇慢慢靜止，讓睡意自然湧現。雖然你可能會因此較晚上床，但這樣的付出是值得的，因為此時你的身體與大腦都真的準備好要休息了！有失眠困擾的你，不妨就從今天起，在睡前空出一段放鬆時間來讓頭腦平靜。在這段時間裡安排「靜態放鬆」的活動，當做睡前的固定習慣，甚至讓這些活動的順序固定下來，我們稱之為睡前的「儀式化動作」。這麼做，能讓身心宛如受到制約般，每完成一個動作就會覺得更接近夢鄉一點！

分享心理師的睡前儀式化動作

在此，我們想與讀者分享自己的睡前儀式化動作。

洗澡 → 聽輕音樂 → 放鬆訓練
→ 手機關靜音 → 夢鄉

這個在睡前讓身體與大腦都慢慢準備就寢的過程裡，我們透過儀式化動作等待風扇靜止。此時，安排「放鬆訓練」會有加分效果，例如下文的腹式呼吸，或是第1-4章所教導的肌肉放鬆法，都是很好的選擇。

簡單的放鬆訓練：腹式呼吸法

腹式呼吸法很容易上手，是一種能吸入最多氧氣的呼吸方法。這種緩慢且深長的呼吸方式，可以刺激掌管放鬆的副交感神經系統，讓過度緊繃的身體與心靈放鬆，減輕焦慮、緩和不安的情緒。此外，藉由深層的呼氣，也可以促進體內廢棄物的排出。呼吸放慢，心跳也會跟著緩慢，身體肌肉隨之放鬆，就會漸漸感覺到頭腦冷靜下來，可以關機了。

（腹式呼吸法的步驟請見下頁）

腹式呼吸練習

1.坐或躺在舒服的空間裡，將燈光調整至微暗，鬆開腹部過緊的衣物。

2.闔上雙眼，將雙手輕輕擱在腹部上，以鼻吸氣，以嘴（或鼻）吐氣。呼吸時，讓注意力專注於腹部與雙手的起伏。

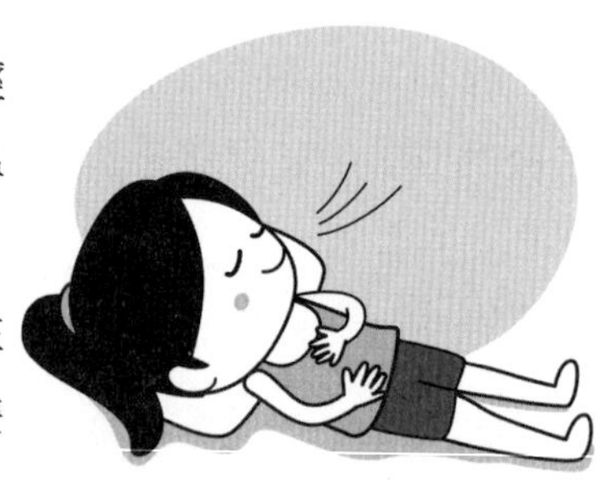

3.先以鼻子緩慢且深沉地吸氣，將新鮮空氣從「鼻子」吸進，感覺空氣慢慢地由喉嚨流經胸部腔，往下進入了腹部，腹部因而慢慢地膨脹隆起。

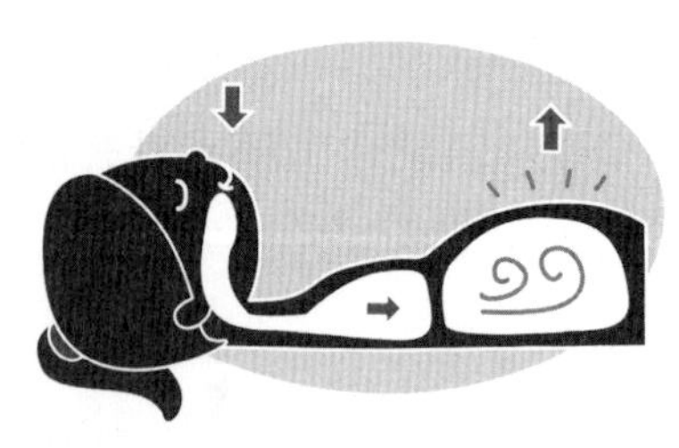

4.吸飽了氣之後，再慢慢地、均勻地呼氣，不要一下子把氣吐完。將身體裡的廢氣由腹部到胸腔再經過喉嚨，從嘴巴輕輕地呼出去。此時可以感覺到腹部慢慢地下降，恢復平坦。

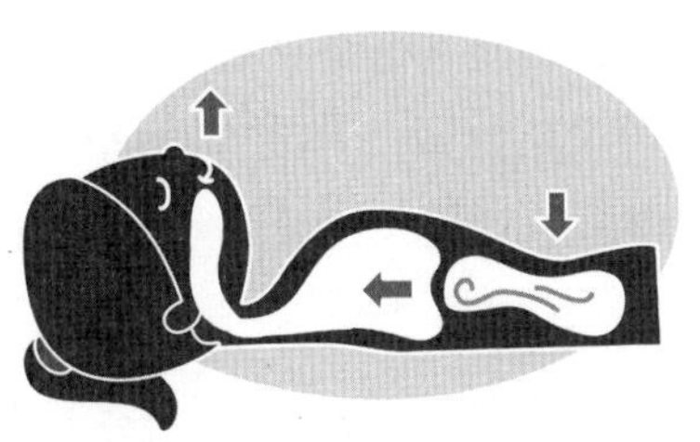

5.當呼氣動作到了尾聲，就可以開始進行下一輪吸氣與呼氣。持續練習約十分鐘。

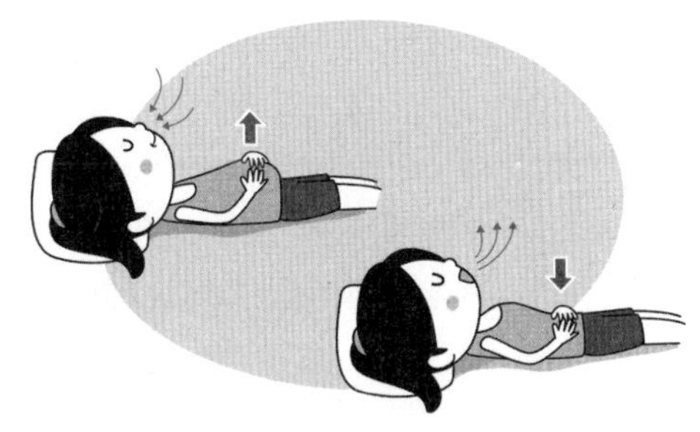

腹式呼吸法是隨時、隨地都可以進行的，較不受限於時間或場地，每天可安排數個時段來練習。當你感覺到緊張時、搭車空閒時、午休或睡前躺床時，都可以做幾分鐘的腹式呼吸，幫助自己身心放鬆。也常有失眠的個案反應腹式呼吸法對便秘、大腸激躁症，都有部分程度的改善。

從今晚開始，別再急忙趕著上床睡覺。設計一個專屬於你的睡前儀式，讓身體與大腦有充分的時間前往夢鄉，就能讓睡意自然報到，重返兒時好眠的時光。

心理師的好眠提案

不管再怎麼忙碌，即刻上床、立刻入睡的迷思一定要改變。可以規劃一段固定的睡前放鬆時間，進行各式放鬆練習，或做些靜態放鬆的活動，透過安排好的睡前「儀式化動作」，讓身體與大腦都準備好要休息了。

失眠絕招 2-3

睡不好導致白天沒精神，原定活動盡可能取消，尤其避免會消耗體力的活動？

我們人類每天都需要睡覺，這是很自然的生理反應。但你有想過我們是如何累積睡眠需求的嗎？從睡眠醫學的角度來分析，有不少理論及架構可以細談，在這裡，我們用「睡眠驅力（Sleep Drive）」的理論來探討，人是如何累積睡眠需求，也說明了何以當我們因擔心白天沒精神而取消日間活動時，會對睡眠造成不好的影響。

由以下圖示（見圖四）我們可以了解，在白天，我們從一起床的A點便開始累積與建立我們的睡眠驅力（S線條），隨著時間到了晚上便可能累積到足夠的睡眠驅力。當生理時鐘（C線條）也到了晚上要準備睡覺的低點節奏，睡眠便可能自然而然的發生。由此圖我們也能看出，當在有足夠睡眠驅力的情況下，睡眠會維持一段充足的時間，直到睡眠驅力慢慢消耗完後，早晨便會清醒過來，又開始新的一天（回到隔天的A點）。由此可見，如果要睡得飽又品質好，累積足夠的睡眠驅力會是一個重要環節。

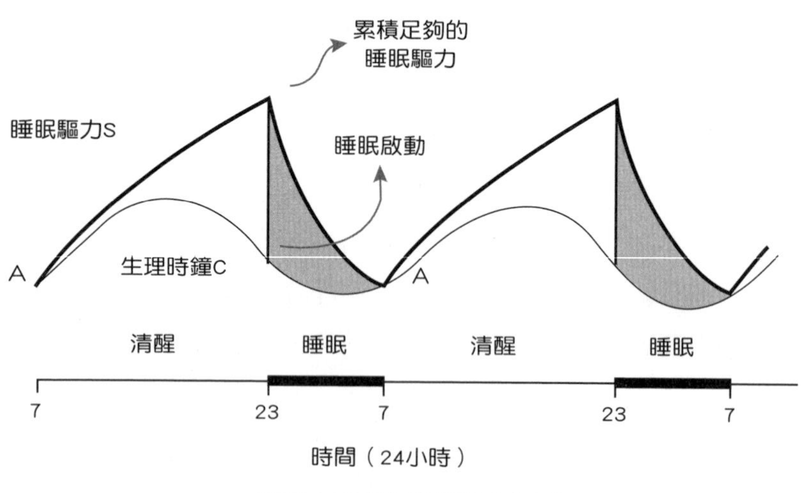

圖四：正常的睡眠驅力圖示

我們也可以換一個角度來說明睡眠驅力理論。若將晚上想要得到的睡眠當做一項商品，而想購買晚上的睡眠，需要用足夠的「睡眠驅力」才可以買到。想像一下，要花錢買一項商品時，你會怎麼做呢？方法不外乎這兩種：

1、不要亂花存款（不要消耗掉睡眠驅力）。

2、努力存錢（累積睡眠驅力）。

若把存款花掉，就沒有足夠的錢去購買你想要的商品；若你在白天過度休息或午睡補眠太久，就會消耗掉睡眠驅力（如圖五），有可能到了晚上應該睡覺的時間，卻還沒累積足夠的睡眠驅力，使得入睡時間往後延，或是因為睡眠驅力累積不足，所以整晚都處於淺眠的狀態（至於應該如何午睡，我們會在2-4有更詳細的討論）。

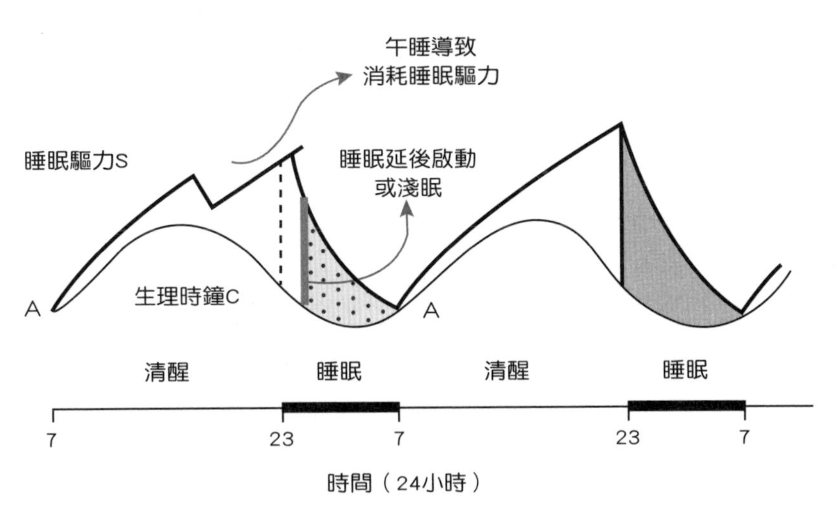

圖五：白天過度補眠的睡眠驅力圖示

除了少花錢之外，努力存錢當然也是買到物品最直接且重要的方式，所以想在晚上睡得好，我們就必須在白天累積睡眠驅力。運動可以做為累積睡眠驅力的方法之一，在1-4我們討論到了運動，也常建議失眠患者以「運動333法則」來安排運動強度：

1、每週3次，讓身體養成規律習慣。

2、每次至少30分鐘，時間才足夠。

3、每次心跳超過每分鐘130下，才有消耗一定程度的體力。

（注意：睡前兩小時不要劇烈運動）

另外要強調的是，千萬不要因為覺得睡不好導致白天沒有精神，而把白天原定的活動都取消，尤其是可能會消耗體力的活動；因為減少這些活動，不但少了累積睡眠驅力的機會，也可能因為多了白天補眠的時間，消耗掉已經累積的睡眠驅力，導致到了晚上還沒有累積到足夠的睡眠驅力。所以，請盡量不要因為前一天晚上睡不好，而取消白天原訂的活動，當然如果可行，更要多安排一些白天的活動，讓你的身體有更多累積睡眠驅力的機會。

不過，畢竟偷懶是人之常情，如果沒有具體計劃，常常會減弱執行力，效果便會大打折扣。有鑑於此，心理師經常會很仔細地在治療過程中與失眠患者討論白天安排活動的方式，例如：多走幾步路到遠一點的地方買早餐、哪些時段可以走樓梯取代電梯、提早一站下公車改用步行等等，更會請失眠患者寫回家作業記錄執行過程。回家作業是治療過程中相當重要的一環，心理師會製作記錄表格，請失眠患者記錄執行回家作業的過程、感受及體驗。

這樣的要求與計劃，雖然在心理師執行失眠認知行為治療時，只是一個輔助的小策略，卻常常有意外的附加價值。像是以下這個失眠的案例：

S是一位在工作與家庭之間蠟燭兩頭燒的男性，每天超時工作，回家後還得與太太分擔照顧小孩的責任，假日通常也要返家陪伴父母親，幾乎沒有休息的時間。長期失眠的他，慢慢開始將一些朋友及同事的約會取消，假日爬山的行程也愈來愈少安排了，他擔心因為失眠，白天會沒有精神可以從事這些活動，也希望自己可以多一些時間休息。

開始治療三到四個星期後，心理師發現S先生除了失眠狀況有所改善，也慢慢地變得更有笑容、更喜歡自己的生活了。S先生表示最特別的收獲是，心理師強烈建議他在傍晚吃完飯後，走到離家路程20分鐘的麵包店買隔天的早餐。心理師本來的目的，僅是希望個案可以利用來回40分鐘的路程多走走路運動一下以累積睡眠驅力，也先準備好早餐，讓隔天早上起床更輕鬆一些；但在這過程中S先生竟發現，原來自己是如此需要這段獨處的時間，好讓一天的忙碌得以沉澱一下，好好與自己的心靈對話（這常常是心理治療的重要過程），這段時間即使是無所事事，靜靜的走在路上也好。

所以，S先生相當珍惜且享受每天的走路時光，幾次經驗下來，每天來回約莫40分鐘的路程，除了真的能夠好好地靜下來放鬆自己，也增加了體力的消耗，除了讓S先生的睡眠問題有所改善（當然還要配合其他認知行為治療方法），更讓低落的情緒有所提昇，是意外的收獲。

所以，失眠的你，別再擔心白天沒精神了。想要改善睡眠品質，請每天空出一段時間給自己，外出走走路、養成運動習慣，也請記住，不要取消生活中的聚餐及其他有品質的活動時間，多建立一些累積睡眠驅力的機會，相信你也能在這個過程裡有所獲得。

心理師的好眠提案

我們可能因為擔心白天沒精神而取消日間活動，但減少了這些消耗體力的活動，就會導致夜晚沒有累積足夠的睡眠驅力而失眠。建議不要取消白天原訂的活動，可以的話，反而還要安排一些白天的活動來累積睡眠驅力。

失眠絕招 2-4

失眠導致白天太疲倦，有機會就小睡休息一下？

失眠者因為經常整夜輾轉難眠，會抱怨白天精神不佳，也會想利用白天的空檔時間補眠一下，這樣的做法應該是人之常情，不見得是干擾睡眠的不良行為。但是有些失眠者可能覺得白天補眠感覺很好，也有失眠者表示白天的睡眠品質比晚上來得好，所以就盡可能在白天睡覺。

尤其是可以白天待在家的SOHO族、退休長者和家庭主婦，可能在白天睡超過30分鐘以上（只要超過30分鐘就算長了），或者補眠到太陽都下山了還在睡，如此一來，睡得太多又太晚的補眠習慣就很可能影響到晚上的睡眠，啟動了失眠的惡性循環。

所以，白天補眠不見得不好，但睡太久或太晚就得不償失了。

白天休息過久，會造成睡眠效率的流失

還記得我們在1-1中用一個簡單的物理原理（可稱之為「方糖理論」），來舉例說明失眠認知行為治療裡的「睡眠限制法」嗎？藉由討論如何減少水杯的水，以增加糖水的濃度，延伸到如何減少晚上過多的躺床時間，來鞏固及提升睡眠品質。這裡我們要用「方糖理論續集」來談談「白天過度補眠的影響」。

假設把一顆30公克的方糖丟進一杯300 C.C. 的水杯裡，甜味的濃度會剛剛好；但如果這顆方糖，被愛吃糖的小朋友偷吃了5公克、又被嗜甜的小螞蟻偷走了5公克，雖然杯子裡的水，一樣還是300 C.C.，但要丟進去的方糖就只剩下20公克了。

這個時候，大家來想一下水的甜度會變得如何呢？答案一定是變淡了。因為方糖變少了，水量卻不變。

如果將我們所需的睡眠量比喻為方糖，而躺床時間比喻為水杯裡的水量，一個需要七小時睡眠量的人，躺在床上正好也是七小時左右，那睡眠品質就會剛好（甜味的濃

度剛剛好）；但如果你需要七小時的睡眠量，卻在白天午睡了一到兩小時，傍晚吃完晚餐看電視時，又打了個盹睡去了一個小時，那麼在晚上睡覺之前，就已經使用掉二至三個小時的睡眠量，30公克的方糖已經被偷走了一些。

讀者們應該可以想像，這樣一來，晚上的睡眠品質會變得如何呢？答案也一樣是：變差了（濃度變淡了）。

就如同上面的例子一樣，失眠者常常花了過多時間在白天補眠，覺得前一晚睡不好，隔天白天就盡量睡的錯誤習慣，常常會導致失眠者在白天就消耗掉睡眠的需要量（方糖被偷走了），讓晚上的睡眠需要量減少許多，在躺床時間沒有改變的情況之下，睡眠品質及效率就變差了（糖水的濃度變淡），更有可能讓失眠的經驗成為日復一日的惡性循環。

這時，我們一樣來想想方糖理論。如果要讓糖水變回原本的甜度，我們應該要做的是，別讓方糖再被偷吃了；所以，如果要避免睡眠效率再度流失，我們要做的其實很簡單，就是減少白天過多的躺床或休息時間。

但要大家白天都不補眠，將睡眠量累積到晚上，又太過於嚴苛了。有不少研究證實，白天適時的午睡可以避免「午餐後低落」，也可以提升下午的精神及工作表現等，所以我們還是可以享受午睡的。但到底午睡多久才合適呢？在臨床上，我們常建議以30分鐘為限，原因我們可以用「睡眠結構圖」（見圖六）來做說明。

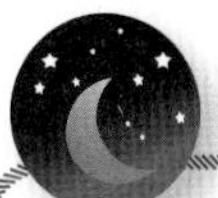

★睡眠小教室★

何謂「午餐後低落」？

研究指出，午睡是人體自然的需求。人體在約莫中午過後，核心體溫會微降，產生程度較輕微的想休息的驅力，並伴隨認知功能下滑的現象，如行動變遲緩、反應時間變慢，稱為「午餐後低落」（post-lunch dip）。有不少研究指出，適當小量且規律的午睡習慣，可以減輕壓力、提高專注力及認知功能，並增加下午的學業或工作效能，所以過了中午需要休息，是很正常的。

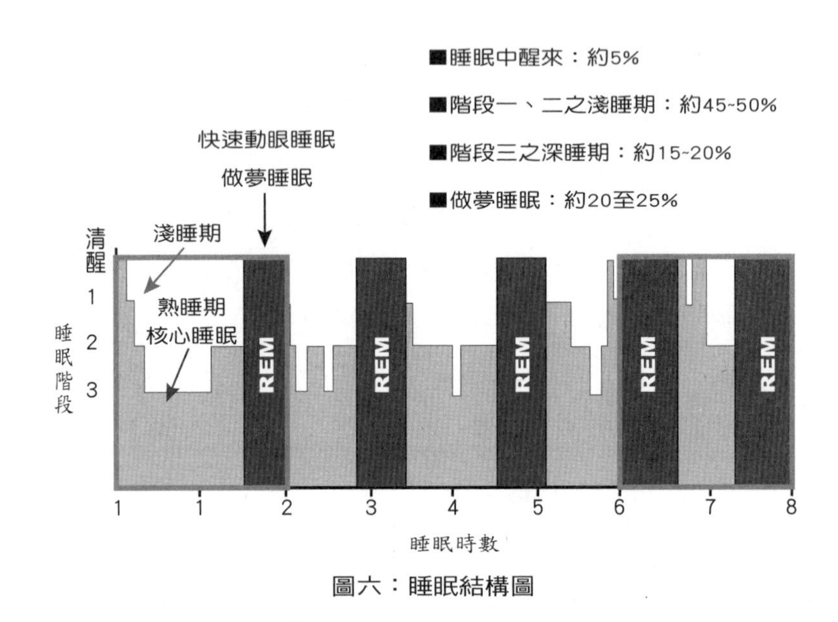

圖六：睡眠結構圖

一般來說，睡眠有以下不同的階段：

1. 階段一、二之淺睡期

身體由清醒進入睡眠的階段。在這兩個階段，我們會漸漸失去對外界刺激的知覺，進入一種似睡似醒的狀態。這兩個階段佔總睡眠結構的45～50%左右。

2. 階段三之深睡期

又稱慢波睡眠或核心睡眠，在這階段我們的腦波會變慢（緩慢的delta腦波比率增加），心跳、體溫也會逐漸下降，身體會在這個階段修復組織，因此有助於恢復體力，也修補日常生活中產生的焦慮與壓力，佔總睡眠結構的15~20%左右。

3. 做夢睡眠期

又稱快速動眼睡眠期，此時腦波和清醒時相差不多，眼球在此階段通常會隨著大腦運作而快速地轉動，所以稱為快速動眼期。這階段常被認為與做夢有關，研究發現如果將在快速動眼睡眠中的人喚醒，他有80～90%的機率會說正在做夢，由此可知快速動眼睡眠與夢的發生有極大關聯，又俗稱做夢期，佔總睡眠結構的20~25%左右。做夢是完整睡眠中不可或缺的一部份，與情緒調節與記憶學習功能息息相關。

經由圖六可以得知，我們的睡眠由多個睡眠循環所構成，一個睡眠循環包含了：淺睡→深睡→淺睡→作夢階段，約90到120分鐘。大多數人的睡眠時數落在六到八小時之間，所以大約會有四到六個循環不等。每個循環的長短不一，在後半夜的睡眠週期，快速動眼的做夢睡眠持續的長度和出現的機率比前半夜高，這也是為什麼在接近起床的時間時，我們比較容易覺得在做夢；而前半夜的睡眠週期，深睡期的長度和機率比後半夜高，通常第一個深睡期在入睡後30分鐘會開始出現。

這些睡眠的階段中，佔15~20%左右的階段三之深睡期，算是夜晚睡眠中非常少量的階段，白天如果過度補眠，且睡到了深睡期，晚上的深睡期就可能因此減少，且會增加淺睡期及清醒時間。如此一來，身心靈可以得到休息的深睡期變少了，睡眠品質就會下降，睡醒後整體精神的恢復感也會變差。所以，我們通常建議，若想在白天補眠，請儘量避免睡到深睡期，而深睡期約莫在入睡後30分鐘開始出現，因此理想的補眠時間就要限制在30分鐘之內。

另一個白天補眠的限制則在於時間點。過於接近晚上的時間補眠，對當天晚上的睡眠品質影響程度會更大，此時即使是短短的30分鐘，也可能造成晚上睡不著或是整晚淺眠。臨床上常用的公式是睡前八小時內不要補眠。舉例來說，若你習慣在晚上11點入睡，下午又想午睡的話，建議睡前八小時，也就是下午三點之前午睡。如果覺得這個公式有點麻煩，也可以採用下午三點之後不午睡的常用原則。

說明了上述關於午睡的概念及做法後，我們將這些原則整理成簡單的「午睡33法則」，嚴格來說，這裡建議的30分鐘指的是休息時間，所以不論有沒有睡著，建議還是以30分鐘為原則，以免白天補眠時間過長，影響了晚上的睡眠效率及品質。

午睡 33 法則

- 白天的休息時間限制在30分鐘左右。
- 過了下午三點之後就不要休息或補眠。

心理師的好眠提案

如果因為前一晚睡不好而出現過度的補眠，就很可能再影響到當晚的睡眠，也啟動了失眠的惡性循環。如果真的要白天小睡，一定要記得「午睡33法則」，每次30分鐘，過了下午三點之後就不要補眠囉！

失眠絕招 2-5

睡不好精神差，總是習慣想辦法提提神，像是喝點含咖啡因的飲料？

來杯咖啡吧！很多人在精神不好的時候，想必都會聯想到提振精神的萬靈丹——含有咖啡因的飲料，像是咖啡或茶。而我們在臨床工作上，也常常聽到失眠者對咖啡又愛又恨的感受，愛的是咖啡可以趕跑白天的瞌睡蟲，恨的是咖啡也可能送走晚上的睡神！

「咖啡因」是一種能造成興奮感的天然物質，它會阻斷促進睡眠的「腺甘酸」（Adenosine）神經傳導物質，也會使人體的中樞神經系統亢奮，可以說是世界上最被廣泛使用的提神物質。相對而言，若在傍晚之後攝取了含有咖啡因的食物或飲料，便可能讓亢奮的感覺持續，進而干擾夜晚的入睡；此外，由於咖啡因有利尿的作用，若在睡前攝取，也會使得半夜上廁所次數增加，造成睡眠品質下降。

攝取咖啡因，如何適時適量？

咖啡因的半衰期（指喝下之後，咖啡因在體內的量減少到一半所花的時間）一般來說是3~6小時，整體而言會在體內停留6~14小時，但會因人而異，影響因素包含：體質、年齡、肝功能、性別（女性代謝咖啡因的速度比男性快25%，而懷孕婦女需要兩倍的時間），以及生活習慣（例如抽菸的人，咖啡因的代謝也會增快），所以在臨床上建議體質較敏感、易受咖啡因影響的失眠患者，在下午過後，或者至少在入睡前3~6小時（對應咖啡的半衰期），就開始避免使用含咖啡因物質；但每個人的體質以及對咖啡因的敏感度不同，所以也很難用同一個時間來定義咖啡因的影響，可能還是需要依自身狀況，來評估一天之中可以喝咖啡的最晚時間。

體質正常，習慣也良好的成年人，約莫每1公斤體重，單日攝取的咖啡因含量達到1.5毫克（mg）就有提神的效果，例如：體重為70公斤的成年人，70*1.5=105mg，單日攝取105毫克的咖啡因含量就有提神效果。攝取小劑量的咖啡因，除了提神，還有加速反應、改善疲勞及提高工作效率的效果。但如果每1公斤體重，單日攝取咖啡因達5毫克，例如：體重為70公斤，70*5=350mg，單日攝取350毫克咖啡因，就可能造成中樞神經系統過度興奮，以致於出現明顯的心悸、發抖、呼吸加快、過度亢奮及焦慮等不適症狀。一般來說，合適的咖啡因攝取量介於100到300毫克；根據歐盟食物科學委員會評估，一般人每天咖啡因攝取量應該在300毫克以下，為確保消費者的健康，行政院消保會更建議在現煮咖啡上標示咖啡因含量，紅（200-300mg）、黃（100-200mg）、綠（100mg以下），提醒消費者注意每天咖啡因攝取量。

雖然喝咖啡有一時的提神效果，我們還是建議失眠患者、以及因為睡不好而在白天利用咖啡因提神的你，確實解決根本的睡眠問題才是首選；一旦睡眠品質得到改善，也許你白天根本就不再需要想辦法提神了！

咖啡因、飲食與睡眠

在知道咖啡因的好與壞之後，同樣值得注意的是，咖啡因除了存在於一般所知的咖啡及茶類飲料中，生活周遭亦有許多食品與藥品含有咖啡因，例如：巧克力、可可、可樂、止痛藥、減肥藥、感冒藥……甚至也有失眠患者被一顆小小的茶葉蛋影響了睡眠品質。〔表三〕為常見食品與藥品的咖啡因含量對照表，請各位讀者參考。

如前文所述，成年人每日合適的咖啡因攝取量介於一百到三百毫克，所以讀者可以透過這個咖啡因含量表，試算每天所攝入的咖啡因是否過量；除了評估咖啡因含量，也請切記要考量一天之中能喝咖啡的最晚時間。會干擾睡眠的飲食習慣，除了此章提及含有咖啡因的食品及藥物，以及1-3中提到的酒精，下列事項也提供大家參考：

1、接近夜晚時不宜抽太多菸

「飯後一根菸，快樂似神仙」，這句話從某些觀點看來的確沒錯，對許多抽菸的人來說，這是一件可以抒發壓力、帶來愉快心情的事。不過香菸所含的尼古丁與咖啡因一樣是刺激性物質，尼古丁是一種會經由肺部黏膜吸收

表三　常見食品與藥品之咖啡因含量對照表

食物、飲料		容量	咖啡因含量（毫克）
碳酸飲料	可樂	360 c.c.	35-65
	汽水	360 c.c.	0
巧克力製品	巧克力磚	360 g	60-420
	牛奶巧克力	360 c.c.	12-180
	巧克力蛋糕	75 g	10-30
咖啡	濃縮咖啡	30 c.c.	30-50
	過濾咖啡	150 c.c.	40-180
	即溶咖啡	150 c.c.	30-85
	低咖啡因研磨咖啡	150 c.c.	<5
	含量會因咖啡豆品種及泡煮時間而異		
茶類	紅茶	150 c.c.	30-110
	烏龍茶	150 c.c.	20-80
	綠茶	150 c.c.	20-50
	薄荷茶	150 c.c.	<5
	麥茶	150 c.c.	0
	含量因茶葉發酵程度、種類、品質及浸泡時間而異		
	止痛藥	1錠	30-100
	能量飲料	240 c.c.	50-250

後，直接作用於中樞神經系統的刺激性物質，可以使人在生理與心理皆產生興奮的感覺，讓心跳加快、血壓升高、

腦部運動活躍；然而，在接近睡眠的時間抽菸（二手菸也算）就可能因過度亢奮而影響入睡，並干擾睡眠品質。如果對香菸已經成癮，身體在夜間七到八小時的睡眠中，可能會因為菸癮發作而睡得更不安穩。

2、就寢前不宜飲食過多，或吃刺激性的食物

睡前吃得太多太飽，就是逼迫你的腸胃消化道器官在你睡覺時繼續工作，不得休息；如此一來，持續消化的訊息會傳達到大腦，容易影響睡眠品質。此外，在睡前食用過度油膩、高熱量、高脂肪或高蛋白質的食物，特別會造成消化系統的負擔，脂肪尤其容易刺激胃、產生過多胃酸，造成胃食道逆流等不適。同樣要避免的，包括容易造成脹氣的食物（如馬鈴薯、地瓜、芋頭、玉米等根莖類）以及辛辣的食物（如辣椒、大蒜及生洋蔥等）。若飲料喝得太多，夜間則容易因頻尿而起床上廁所，影響到睡眠。

最後提醒大家，不要晚餐時間什麼都不吃，如果餓過頭，也會因為飢腸轆轆而睡不著。要避免在睡前空腹長達七、八個小時，強烈的飢餓感可能讓人半夜醒來，或影響睡眠品質。睡前的進食量不宜多，可以少量地吃些東西，熱量最好介於一百至兩百大卡左右，至於可以吃什麼，請參考1-3的內容。

心理師的好眠提案

雖然喝咖啡有提神效果，但過量或不當攝取咖啡因，常會使睡眠更加惡化。建議因為睡不好而在白天利用咖啡因提神的你：根本解決睡眠問題才是首選，一旦睡眠得到改善，也許你白天就不再需要想辦法提神了！

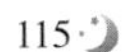

失眠絕招 2-6

整天都擔憂著晚上會失眠，焦慮到不知所措？

一般人可能會以為，只有在夜晚失眠的時候，才會感覺到睡眠相關的壓力。其實，隨著失眠的時間增長，患者對於睡眠的擔心也很容易延伸到日常生活中，像是害怕午睡或白天小睡會影響夜晚的睡眠、擔心飲食對於睡眠的影響、擔憂助眠藥物使得認知功能受損、焦慮晚上睡不夠白天認知功能會變差等。

最嚴重的是，大多數患者像是被失眠綁住了那樣，只要一個晚上睡不好，幾乎白天的生活都被打亂。可能是原本安排了許多日常活動，皆因為失眠而取消。又或者只敢做醫師或心理師所說「有助於睡眠」的活動，但因為失眠而高漲的擔憂及焦慮情緒，也無法透過這些活動而得到舒緩；即使在嘗試靜坐、腹式呼吸、漸進式肌肉放鬆法的時候，都感覺到無法克制的焦慮感像鬼魅般如影隨形……這是多麼痛苦的感受，失眠患者卻可能每一天都如此度過。

除此之外，失眠患者可能漸漸開始擔心夜晚的來臨：每當天色漸暗，就像是迎接睡眠的考試一般，要煩惱今天晚上睡不睡得著？睡眠的考試是否能通過？患者可能從太陽下山就開始煩惱，甚至一整天都在擔心，失眠成了二十四小時都存在的夢魘。

練習讓活躍亢奮的身心狀態稍做停歇

事實上，國外對於失眠的研究也證實了，長期失眠的患者經常具有身心過度激發的狀態；也就是說，失眠患者無論是生理或心理狀態，都比一般沒有失眠的人還要活躍，就像隨時隨地都在思考、處理和承受壓力的狀態。有研究測量了失眠患者與好眠者在連續24小時內的生理狀態，發現比起沒有失眠的人，失眠患者不論在清醒時或睡眠中，都有較高的體溫、較快的心跳速度，以及較高的代謝率等；這表示失眠患者其實二十四小時都比較不容易放鬆，使得整個生理狀態處於較為活躍、亢奮的程度。

不但生理狀態如此，以腦波為主的研究結果也發現，失眠患者即便在入睡以後，與思考、認知活動有關的高頻腦波，也明顯較好眠者多出不少。一般來說，當我們在靜止休息或是睡眠時，腦波的頻率會相對緩慢許多，只有在活動或思考時，才會出現較高頻率的腦波。但是對於失眠患者，即便在睡著之後仍然可以偵測到較多的高頻腦波，亦即失眠患者就算睡著了，似乎都較不能停止思考、不能讓腦袋中的意念停止下來，所以在淺眠的狀態下，很容易被解讀成根本沒睡；我們也很常從失眠患者的口中，聽到像是「一整天都靜不下來，很焦慮很緊張」、「睡的很淺或是根本沒有睡著，腦中還在想很多白天發生的事情，越睡越累」等等抱怨。綜合這些研究結果，失眠的痛苦不但存在於夜晚，也被證實存在於白天，此外，對於失眠者來說，擔心失眠的感覺，也可能被擴充到白天的工作或生活。

面對這樣無止盡的焦慮與擔心，你需要練習讓自己停下來休息一下。也許你曾經試著讓自己休息或放鬆，但是你發現不太容易做到，這可能是剛開始調整時很容易面臨的問題，建議你可以在白天空閒的時間開始練習放鬆，或是在晚上睡前預留一小時作為自己的放鬆時間，讓焦慮與擔心也跟著停下來。

建立自己的休息待辦事項

許多人即使空出了放鬆時間，似乎也不知道該怎麼放鬆。

或許是覺得沒有適合的活動、沒有喜歡的興趣，又或許是因為覺得已經在放鬆了，但是沒什麼特別的感覺。尤其是對於失眠的人來說，過去可能一直把重心放在工作、家庭、學業、婚姻等等，忙碌了大半日子，突然間要把時間空出一些來給自己，總會有腦袋打結的感覺。有更甚者，有的人在接觸到睡前要留一段時間給自己放鬆的概念時，忍不住焦慮起來，其中最主要的擔心便是：「我不知道放鬆的時候要做什麼？」反而使得睡前的清醒程度再度升高。

其實，放鬆也需要經過體會與摸索。就像學騎腳踏車，一開始你可能得很努力，要記得龍頭怎麼抓、腳怎麼踩、煞車怎麼按，花了很大的力氣才開始慢慢前進；隨著時間經過，你發現本來很不穩地踩著腳踏車，變成在踩了幾次踏板後就忘記你正在騎腳踏車，到最後，你的身體開始自動地騎著腳踏車，一切顯得如此輕鬆順利。

放鬆也是一樣。剛開始，你想著做腹式呼吸時，心理師提醒你注意肚子的起伏、呼吸的節奏、身體的感覺，花了很大的注意力，卻可能一點都沒感覺到放鬆。但是隨著身體與大腦體會到放鬆的感覺，你開始經驗到不用花太大的注意力就可以進入放鬆狀態。到最後，你甚至可以在呼氣兩到三次以後，就感受到身體開始緩慢下來，你的思考也跟著慢下來。因此，花點時間開始做是重要的，越來越熟悉這些動作，放鬆也會越來越快。

依據所需休息程度的不同，放鬆方法也有所不同。若是白天短暫的午休時間，你可以選擇效果較短的放鬆方法，但若在夜間睡眠之前，你會需要效果更長、更持續的放鬆方法。以下是依據休息時間來分類，可從事的一些放鬆活動。

休息15～30分鐘可從事的放鬆活動：

- 閉上眼睛；放鬆身體；想一想沙灘、湖泊或是森林的沙沙聲。
- 練習腹式呼吸法或緩慢呼吸法，並且專注在吐氣時所帶來的放鬆感受。

- 伸伸懶腰、打打哈欠。
- 凝視某個地方然後什麼都不想。
- 墊高腿部，用一條熱毛巾敷敷額頭或肩頸。
- 想一想讓你微笑的某些記憶，像是你的小孩、情人或是寵物。
- 閱讀雜誌上的一篇文章。
- 玩一玩數獨、看一段漫畫、瀏覽旅遊網站，或是玩一玩某個玩具。
- 泡一杯清香的茶並且慢慢地品嘗。

休息60分鐘以上可從事的放鬆活動：

- 敷上面膜、眼膜，並聆聽柔和的音樂放鬆自己。
- 和你的伴侶相互做腳部、背部或頸部按摩。
- 欣賞你的盆栽或是小花園。
- 做一回漸進式肌肉放鬆法，繃緊肌肉然後放鬆，感受兩者之間的差異；透過每一次肌肉放鬆時的感覺來增加自己的放鬆程度。
- 寫寫日記，為自己打打氣。

- 看一段書，累了就可以闔上書本。
- 點起蠟燭或打開精油擴香器，用舒服的味道帶領自己放鬆。

這份清單列舉了一些在睡前放鬆時間可以做的事情，若是你正好苦惱著不知道如何安排你的放鬆時間，或許它可以幫上忙。你當然也能列出一份專屬於自己的「休息待辦事項」，誰說只有面對工作才能列待辦事項呢？

心理師的好眠提案

失眠並非只發生在夜晚，而是24小時皆存在的問題，因此每天安排固定的時間放鬆身心絕對是必要的。開始建立自己的休息放鬆待辦事項，練習每天花一點時間放鬆一下，也可以避免讓自己整天擔憂失眠而心情低落。

Part 3

強化失眠的絕佳思考策略

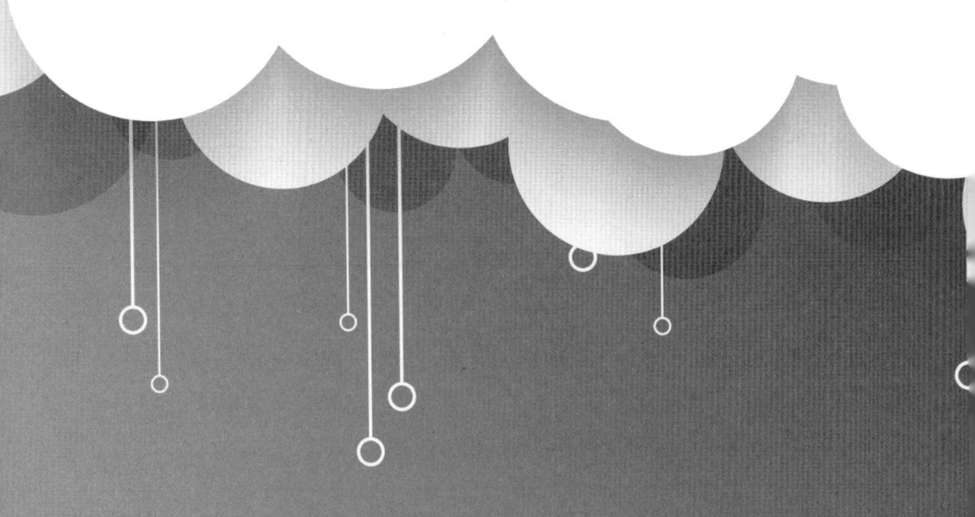

失眠心法 3-1

習慣在睡前夜深人靜時，思考一些白天未解決的事情？

許多人睡不著的時候習慣想事情，尤其是白天未解決的事，例如工作上的案子、感情的問題、家人間的摩擦等等，似乎希望透過不斷地思考，來想出解決辦法、釐清問題。然而，大多這麼做的人所經驗到的，卻是思緒變得越來越繁雜，腦袋越來越清醒。原來期待想一想累了可以睡，卻往往變成想太多而夜夜難眠。

一般來說，我們不鼓勵睡前有過多認知活動，因為認知活動會提高大腦神經的活躍程度，連帶升高身體的緊繃程度，這種生理與心理活躍的激發狀態會讓我們不容易進入睡眠。心理學家曾做過一個有趣的實驗：將受試者分為兩組，讓他們在不同的狀態下午睡。主辦者在其中一組受試者午睡前先告知他們，睡醒之後必須發表演說，且會有聽眾評分，藉此來提高受試者睡前認知思考的機會，也增加受試者的壓力感受；另一組則無此告知。結果發現，被要求發表演說的這一組，比起另一組明顯花了更久的時間才入睡，也睡得比較短。

這個結果說明了，睡前的活躍思考可能導致入睡時間延長，這例子就類似前面所說的，在睡前思考煩惱或白天未解決之事。當大腦仍然維持思考運作時，確實較易保持清醒，也使得我們必須花更多時間才能入睡，或是睡得較淺，容易醒來。

此外，當你開始習慣在睡前思考待辦事項時，身體會習慣並且記得這種清醒、緊張的狀態。也許最近並未發生重大壓力事件，但是只要一躺上床，大腦就不由自主、天南地北地胡思亂想起來，就像前面提過的制約學習，許多失眠的人都有過類似的經驗，明明沒有壓力，但是一躺上床便無法停止思考，腦袋像是無法關機一般不停運轉，最後演變成長期失眠。一如1-2所提到的「刺激控制法」，經常在睡前想事情，會令身心學習到「躺在床上就必須維持清醒」，這是許多失眠者都曾經歷過的苦惱歷程。

若你有睡前思考白天未解決事情的習慣，或是睡前容易胡思亂想，建議你可以先將思考的問題分為兩類：「問題可以短期解決」和「需要長期抗戰或是不容易解決」。

一、問題可以短期解決

許多人習慣在睡前確認次日的準備事項，例如檢查第二天要用的物品、回想一次明天的行程和待辦事項等等，擔心掛一漏萬、準備不周。這些問題屬於短期內可解決的類型，我們建議可以周全地確認一遍，但別只是在腦子裡想，還要以筆記的形式記錄下來。把所擔憂的事項寫下，不但作為日後給自己的提醒，更能藉此放下焦慮，減少思緒在腦中流竄的機會，確保躺上床之後心情平靜和緩，身心得以更快速放鬆。

在此介紹一個認知行為治療的技巧，稱為「煩惱記事本」（格式可參考P.129）。當心裡有許多煩惱時，為了避免過度思考、擔憂，也為了避免太過壓抑煩惱而導致心浮氣躁、注意力不集中，建議你可以依據下列步驟整理紛亂的思緒，把心情也穩定下來。

1、選擇一個「記錄方式」

心理師通常會建議手寫，因為寫字的動作通常可以讓感官更為集中（例如握筆的觸覺、文字產生的視覺），大腦也更為平靜。一個字一個字書寫的過程，也可以協助你梳理煩惱。

2、選擇一個「地點」

如果空間條件許可，建議選一個固定地點，讓自己在此好好寫下煩惱。請注意，不要選擇令自己覺得與舒服或放鬆有所連結的地方（例如舒服的躺椅或溫暖的床）。此外，不要在所選地點以外的地方整理煩惱，提醒自己，這是唯一可以好好煩惱的地方。

3、選擇一個「時段」

選一段睡前的時間。如果睡前有做放鬆訓練的習慣，建議在放鬆訓練之前來寫這本「煩惱記事本」，讓自己利用這段時間好好煩惱。其他時間就少碰這些煩惱吧。建議限制自己最多花15分鐘書寫。

4、「寫下」你的煩惱

在執行的初期，可能會不知從何寫起，或寫了又寫停不下來。此時，建議用列點或是編號的方式書寫，一來精簡扼要，二來藉此釐清「煩惱們」。此外，也建議每天都從新的一頁開始寫，讓自己每天都有個新的開始，昨天的煩惱就是過去的事了。

5、時間到了，告訴自己：「停！」

15分鐘一到，立刻告訴自己：「停！」甚至可以喊出「停」這個字。可以設定鬧鐘來提醒自己。停下來之後，有個非常重要的動作，就是把這「煩惱記事本」鄭重地闔上，收置於固定位置，並提醒自己：闔上這些煩惱的同時，也就是把不斷思考待處理事宜的大腦迴路關上了！

當然，我們並非不再管這些煩惱，這些煩惱的確也可能是實際上有待解決的問題，所以可以在白天空檔時再把「煩惱記事本」打開，一項一項地處理。我們必須練習在睡前將煩惱交托出去，才能換得一夜好眠。別讓停不下來的大腦再干擾你的睡眠了！

二、需要長期抗戰或是不容易解決

除了短期可解決的煩惱，更多時候令我們失眠的，是不容易解決或需要長期抗戰的煩惱，例如準備考試、工作

煩惱記事本

記錄方式：

（善用你的感官，如：握筆的觸感、文字的視覺）

地點：

（提醒自己，這是你唯一可以好好煩惱的地方）

時段：

（建議最多花15分鐘，就放心好好煩惱吧）

我的小煩惱：

（透過編號的方式整理，每一天都是新的一頁）

1.

2.

3.

4.

5.

時間到！告訴自己：「停～」

計畫，乃至人生各種重要階段，比方結婚、失戀、換工作、生老病死等重大壓力。這些煩惱不易像短期待辦事項那樣可以簡單地放下，許多個案也描述這一類的問題經常在日常工作結束後，夜深人靜準備入睡時才冒出來，很難避開、很難要自己不去想。因此，我們建議若是時間允許，請給自己抒發的機會，不論是寫日記、與信任的人聊一聊、禱告、大哭一場等等。任何形式的抒發都有助於放鬆，將情緒暫時宣洩，也彷彿清空腦袋，理出一些空間讓自己獲得喘息。若因情緒宣洩而不容易平復心情，則可以再做一點放鬆練習，像是腹式呼吸、肌肉放鬆法等，都是舒緩緊繃的神經與身體的好方法。

其實，避免在睡前思考難以解決的問題，將問題留待白天再來深究，對解決問題才是最有幫助的。精神佳、思緒清晰時，比較能夠出現不一樣的解決之道喔！許多研究告訴我們，睡個好覺有助於白天的思考，會有更多靈光乍現、迸出絕佳解決辦法的可能！所以一起來練習放下難解問題的技巧，讓自己先好好睡上一覺，明天再來煩惱吧！

心理師的好眠提案

避免將清醒的思考帶到床上，這是解決失眠的重要目標。躺床後若是思考無法停止，不妨起床將煩惱抒發出來吧！短期可解決的問題用煩惱記事本替自己整理清楚，長期的壓力就寫寫心情日記，讓躺上床的自己可以稍微淨空。

失眠心法 3-2

半夜醒來時，
會看一下時鐘確認現在幾點了？

不知道你有沒有「半夜看時鐘」這個習慣？半夜醒來的時候，不管是不自覺地醒來、爬起來上廁所，或是輾轉難眠在床上翻滾時，你會不會看一下時鐘，想知道現在幾點了？

「會！」

我們相信，大部分的答案都是如此肯定的！

大部分的人半夜醒來時都會看一下時間，不論是手機上的時間，或是鬧鐘上的時間，好像是一種反射動作，下意識就這麼做了，這是常見的習慣，當然也包含失眠者。心理師在臨床上發現，失眠者更容易在整個晚上隨時注意著時間，但這個習慣是有可能干擾到睡眠的。

失眠的你有沒有細想過，睡不著或半夜醒來看時間的心情是如何的呢？請你試著想像一下以下情境：

你早早就準備好在晚上11點上床睡覺了，但躺在床上翻來覆去許久，你感覺自己好像都沒有睡著，於是看了一下手機上的時間，已經12點了——你已經在床上了1個小時都沒有睡著。

然後試著描述一下你的心情，是不是像這樣：

「好煩，怎麼躺了一個小時都沒有睡著？」

「這一個小時過得好慢，好痛苦喲！」

「完了，我會不會整晚都失眠！」

「再失眠下去，我隔天就會無精打采，無法工作了。」

這些可能出現的心情與想法有兩個共同點：聚焦於失眠的過程，而且放大了失眠的影響。這樣的心情常會讓失眠者產生更多焦慮與煩躁不安，徹底地趕跑睡意。其實，這些想法才是加重失眠的罪魁禍首呢！

問題一：聚焦於失眠的時間和過程

首先，失眠者很容易把焦點放在失眠的時間上，這當然是人之常情，我們很容易記住痛苦或是負面的經驗及感受，但當我們把焦點放在失眠的這段時間，就很容易開始變得焦慮，也會提高清醒程度，而清醒程度的提高絕對是導致並維持失眠的關鍵因素。此時，我們可以怎麼辦呢？可以試著亡羊補牢一下，透過幾招放鬆訓練（像是1-4的肌肉放鬆、2-2的腹式呼吸）來降低你的清醒程度；你也可以學著換個想法。

生活周遭有沒有一直都睡得很好的朋友呢？如果有，不妨問問他們，同樣的情況下，這些好眠者會怎麼想呢？心理師曾好奇的問過不少身邊睡得好的人，常得到以下回應：「如果我可以睡到早上六點，也代表我還有六個小時可以睡！」這些好眠者把焦點放在還有多少時間可以睡，這樣的信念是正向的，態度與心情上也放鬆許多，所以我們心裡怎麼想是非常重要的。我們常鼓勵失眠者可以試著從改變想法開始做起。和讀者分享柴契爾夫人非常經典的一段話：

注意你所想的，因為那會變成你說出的話；
注意你所說的，因為那會變成你的行為；
注意你的行為，因為那會變成你的習慣；
注意你的習慣，因為那會變成你的特質；
注意你的特質，因為那會形成你的命運。
所以，我們怎麼想，就會變成什麼樣的人。

——柴契爾夫人（Margaret Hilda Thatcher）

想法的改變可以醞釀出長遠的效果。雖然長久以來的想法，不是說要改就可以辦到的，但在個案願意配合的前提之下，專業的心理師絕對能提供非常多合適、有效的方式，協助你改變想法。不過，在能調整想法之前，半夜醒來常盯著時間看而更加焦慮、清醒及失眠的你，可以嘗試這個小小的舉動：半夜醒來請不要看時鐘，進行一下放鬆訓練，甚至可以離開床舖去練習放鬆，不要在床上一直焦慮及失眠下去（請參考1-2「刺激控制法」的核心目的）。因為不去看時鐘，你也就不會知道現在花了多少時間失眠，只需要設定好鬧鐘，確定不會睡過頭就好。在鬧鐘響起之前，給自己一個「不要看時間」的小任務，一開始你可能會忍不住偷看，記得要很溫柔且不帶責備的告訴自己「沒關係」，輕鬆的提醒自己再度挑戰這個小任務，並且好好地進行放鬆練習。

問題二：放大失眠影響的不合理信念

失眠者往往容易放大失眠所帶來的影響，像是：「已經一個小時睡不著了，再這樣失眠下去，我明天就會無精打采，無法工作了……」其實失眠者隔天精神不好、無法工作，可能不是完全因為失眠所造成，而也由於失眠者的擔心中存在著「不合理」的信念。不合理的信念在這個過程中扮演了什麼樣的角色呢？

A —緣起事件：一小時睡不著

C —結果：隔天就會無精打采，無法工作

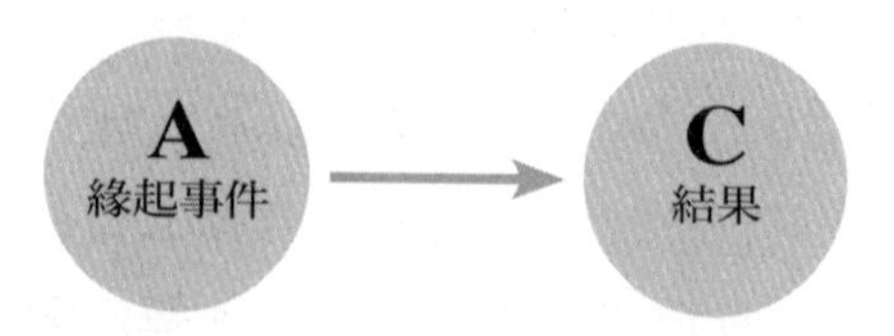

圖七：緣起事件（A）看似是導致結果（C）的原因

在〔圖七〕中，看起來「A－緣起事件（Activating event）」是導致「C－結果（Consequence）」的原因，也就是「一小時睡不著」是「隔天就會無精打采，無法工作」的原因。雖然睡不好的確可能有一些生理上的影響，不過一天睡不好的影響其實沒有這麼巨大，常常是因為我們存在於這中間的想法、焦慮及擔憂，讓這些生理不適的結果更顯著，影響也更大。這些想法就是「B—信念（Belief）」，也就是個人對情境所抱持的信念，像是：

「我『發現』了我已經一個小時睡不著，所以我『應該』會一直失眠下去。」

「我整夜失眠，身體『應該』會受不了，隔天『應該』無法工作。」

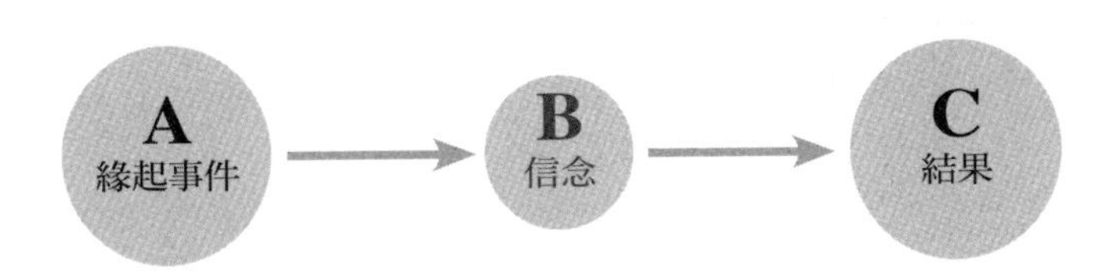

圖八：緣起事件（A）與結果（C）中間常隱藏著信念（B）

如〔圖八〕所示，緣起事件（A）與結果（C）中間，常隱藏著「信念（B）」這個惡魔！我們常常有一些「應該」會怎麼樣或是「一定」會如何的信念及想法，這些過於擔憂、害怕及焦慮的信念，才是導致結果的主因。因為自己用信念告訴自己「應該」會一直失眠下去，「一定」無法提起精神工作，然後身體相信了這個信念及內在聲音，引起了身體的不舒服。

這個A－B－C理論是美國心理學家艾理斯（Albert Ellis）提出的「理性情緒行為治療法」（Rational Emotive Behavior Therapy，REBT）的精華所在，如〔圖九〕所呈現的，心理師會在治療歷程中，協助患者覺察這些信念，再來會進行「D—駁斥與干預（Disputing intervention）」的改變過程，以理性而有效的信念取代非理性而無效的信念，藉此來產生「E—效果（Effect）」，並達到「F—新的感覺（New feeling）」。

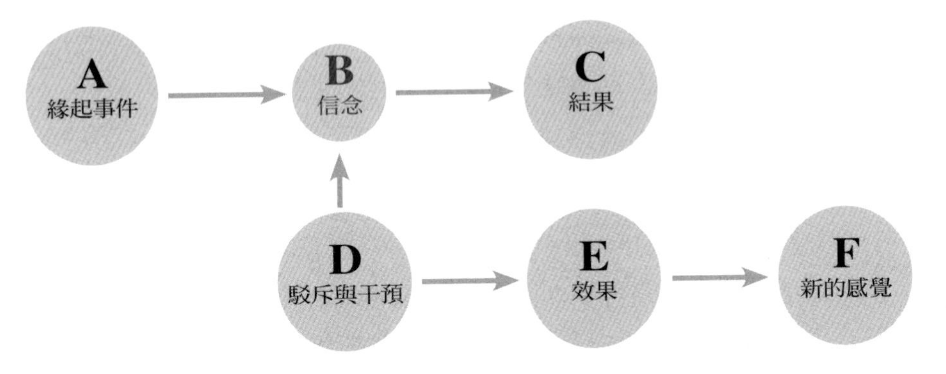

圖九：「理性情緒行為療法」的作用路徑

這也和古希臘哲學家愛比克泰德（Epictetus）所言概念相近：「人們的困擾不是來自事情本身，而是來自他們對事情的看法。」困擾我們的常常是我們對事情的看法及信念，不見得是事情本身；不合理的看法及信念才是問題的關鍵。

此時，心理師通常會與失眠者討論對於睡眠的問題與想法，先從過去的經驗找出失眠者不合理的信念。一般常見與失眠相關的信念，如：「我已經失去睡覺的能力」、「我今晚應該會睡得不好」、「我每天一定要睡八小時」、「如果我再不快點睡著，明天一定會完蛋」等，找出這些思想如何影響睡眠，在專業人員的協助下，改變失眠者的不合理想法及錯誤信念，將之轉為正確且有幫助的信念，進而改善失眠問題。

這樣的治療方法，我們在臨床上統稱為「認知治療」（Cognitive therapy），最重要的目標是改善失眠者的想法，使之更為理性、合理與正向，養成失眠者自己對抗失眠問題的能力。一般而言，只要有架構地持續進行認知治療，在慢慢調整想法之後，焦慮感就會開始降低，也會提升對睡眠的信心，當然睡眠就會有所改善，不會再被不合理的信念及想法所糾纏。

通常失眠的治療會採用認知治療，並合併一種以上的行為治療，臨床上也可稱為「失眠的認知行為治療」，過去二、三十年來，這種「失眠的認知行為治療」已經被廣泛地使用在失眠的治療方面，而且已經證明非常有效。研究亦顯示，失眠的認知行為治療比任何一種單獨使用的行為治療都更有效，持之以恆地執行，也比單純使用助眠藥物來得有長期效果，因此國內外的多數睡眠醫學中心都已經將「失眠的認知行為治療」當做是必要的治療模式。

不過失眠者的不良睡眠習慣及信念，都不是一兩天形成的，透過認知行為治療來改變負面想法和行為習慣，並無法獲得立竿見影的效果，通常在專業心理師的帶領下，要三到四週的時間才會開始看到效果。當然，治療能否發揮效果，最重要的關鍵就是失眠者的配合。唯有失眠者實質上的配合，才能讓這個系統性的治療模式發揮作用，讓這樣的科學方法發揮改善睡眠的持續性效果。

心理師的好眠提案

半夜醒來看時間可能是大多數人的習慣，但失眠者常因此而更聚焦於失眠的過程，也會放大失眠的影響，產生了更多焦慮和煩躁不安的感受，就更可能維持整夜失眠的情況。我們建議，半夜醒來可以進行放鬆訓練，不要看時鐘。

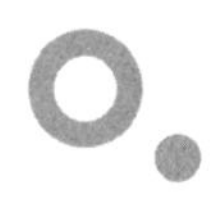

失眠心法 3-3

躺床時我會這樣告訴自己：「我一定要睡著！我一定要睡著！我一定要睡著！」

現在，請你在看這段文字的同時，試著極力避免想到「蘋果」的樣子。千萬不要想到蘋果喔！

請回想一下閱讀上段文字時，腦海裡有沒有出現蘋果的模樣？答案肯定是：有。之所以會出現這種看似矛盾的情形，原因是當我們極力想克制某種念頭或感受出現時，反而提升了大腦對這念頭或感受的覺察能力，因為，大腦會先自動偵測相關的訊號或刺激，接著才會去克制它。以蘋果為例，大腦可能會偵測到鮮紅光滑的果皮、香甜可口的氣味、爽脆多汁的口感，甚至會偵測到一件關於蘋果的往事。因為我們期待去克制它，這些連結反而被大腦篩選出來了，因此腦海中更容易浮現出蘋果的模樣。

這樣的例子在生活中隨處可見，或許你也曾有這樣的經驗：某堂課太枯燥，令你昏昏欲睡，為了避免這情形，你每次都猛喝咖啡、提醒自己保持清醒，但只要老師開講十分鐘，眼皮便不知不覺地闔上，一路睡到下課；面對某件令你擔憂不已的事情時，雖然盡量避免去想、去擔心，或嘗試各種方法讓事情在控制之中，結果不但沒辦法放寬心，反而越來越焦慮，結果事態終於發展成令你最憂心的局面，使你懊惱不已……

失眠者也常遇到類似的狀況。或許是最近意外地開始失眠，或許是已經長期難以入眠，不論原因是什麼，為了降低失眠所帶來的負面影響，失眠者常常過度關注「我昨晚到底有沒有睡好？」的感受，甚至立下每天一願：「我今天一定要睡著！」於是，失眠者開始自動化地搜尋前夜睡不好的證據：「因為昨天失眠，今天眼睛很乾澀。」「早上頭痛難耐，一定是沒睡好造成的！」並嘗試遵從如下的警語：「睡前不能有太多思考！」「12點以前一定要睡著，否則就會睡不著了！」太多太多的思慮，讓你在不知不覺中為自己貼上「我是個睡不好的人」的標籤。

因此，每晚當你躺上床，努力想讓自己入睡時，大腦卻相反地正在幫你搜尋「還沒睡著」或是「睡得不好」的證據。此時，在腦中浮起的是「睏了沒？還有意識嗎？還在思考嗎？躺多久了？」的念頭，這會讓你更加容易覺察到自己「失眠」的狀態，並且導致真正的失眠。久而久之，就算不想承認，屢屢難眠的情形已讓你認定自己是個失眠者。你因此更努力地讓自己入睡，更努力地搜尋睡不好的證據，失眠次數也越來越多，你對睡眠的信念也逐漸定型為「我就是個睡不好的人」。

相對地，當你在課堂或會議中呵欠連連時，你意識到思考變慢、反應遲鈍、感官刺激逐漸消失、全身肌肉力量逐漸下降，你感覺自己將要睡著……此時的睡眠經驗則是自然而然發生的；你相信「我是個快睡著的人」，即便你不斷的努力告訴自己，千萬不可以在課堂或是會議上睡著，但愈是努力提醒自己不可以打瞌睡的同時，你的大腦也開始搜尋並確定你快睡著的線索及證據，因此非常容易進入睡眠狀態。

也就是說，當你躺在床上越想「努力」睡著，大腦反而會更努力地證明你沒有睡著，結果通常是更加清醒，事實上，你的睡眠承受不了你這麼多的關注。這情形看來很棘手，該怎麼解套呢？我們在此介紹一個很簡單的認知治療法，可以反轉這個現象，叫做「矛盾意向法」（Paradoxical intention），意思是反轉你原來的想法，去思索與你真正意願相反的念頭，反而可以成功達到真正的目的。例如，假使你經常運用意志力強迫自己要趕快睡著，卻依然失眠，建議你不妨這樣試試：今天晚上準備入睡時，在腦子裡告訴自己：「我絕對不能睡著！」在和平常準備入睡一樣的時間上床、一樣地舒服躺好，只不過別想著「趕快睡著」，而是必須讓自己保持清醒，不要出聲、不要坐起來、不要看手機或平板電腦、不要思考其他事情，就是一直想著「我絕對不能睡著」。

試試看，也許會有令你驚喜的事發生！

「矛盾意向法」執行步驟：

1.把燈關掉後，以舒服的姿勢輕鬆自然的躺在床上。

2.告訴自己，盡量保持清醒。

可以留意躺床後是否有睡意浮起，但無論如何，千萬不可以睡著！（矛盾意向法適用對象：意志堅定者、很努力入睡者）

心理師的好眠提案

越用力地想要入睡，通常會產生越清醒的效果。因此當在腦袋裡一直想著「要趕快睡著」的時候，不妨試試矛盾意象法，舒服地躺著、閉上眼睛，專心的想著「絕對不可以睡著」。

失眠心法 3-4

失眠一直沒有改善，一定是和自律神經失調或是生理問題有關？

心理師們最常在診間聽到失眠者的自我診斷有哪些？應該是以下幾種：「是因為自律神經失調吧」、「一定是生理上出了什麼問題」或是「應該是內分泌不平衡」等。特別是「自律神經失調」，門診中經常都能聽到失眠病人這麼說。自律神經失調的確可能導致失眠，但並不是所有的失眠狀況都是由此引起，當失眠者錯誤評估失眠的原因，除了徒增焦慮以外，更有可能會引導自己走錯治療的方向，甚至加重失眠的情況。

首先，我們先從「是雞生蛋還是蛋生雞」的邏輯概念來看。當你懷疑失眠是因為自律神經失調等生理問題造成的，有沒有想過另一種可能性：其實是因為失眠才導致自律神經失調？更重要的是，會不會其實有一個更源頭的因素，像是焦慮、壓力等，同時導致了你的失眠以及自律神經失調？（見圖十）

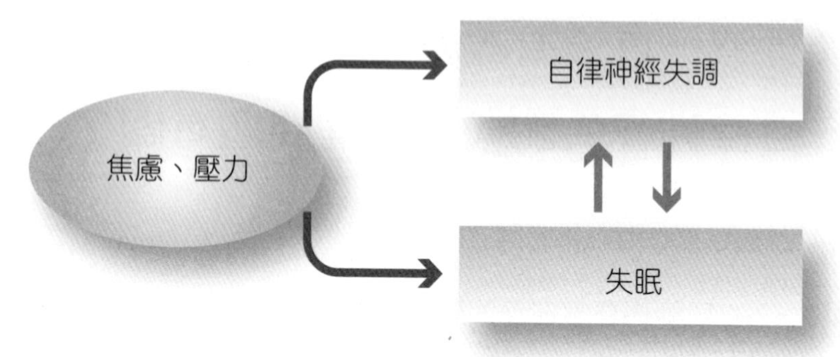

圖十：對於失眠，你釐清原因了嗎？

如果情況是這樣的話，你就不需要為了治療失眠而努力治療自律神經失調，因為最重要的是找到真正失眠的原因，再對症下藥地針對這個部分安排治療，這才是最有效的路徑。如果找到真正的失眠病因加以處理，那麼也許你的失眠問題和自律神經問題都會迎刃而解。要找到真正失眠的原因不是件簡單的事，第一，要透過睡眠醫療專業人員，進行臨床問診、身體及精神狀態檢查及各項評估，才能逐步釐清原因；第二，失眠的原因有很多種，像是個人的身心特質、壓力、生活作息、環境變化、生理疾病、藥物及物質使用，或者擔心睡眠而造成的焦慮及信念等都可能有關。

以下整理臨床上常見的慢性失眠類型及其原因，主要可以分為三種類型：

一、原發性失眠（Primary insomnia）

每週三天或三天以上持續地失眠，症狀包含：入睡困難、半夜易醒，或是太早醒來無法再入睡等，造成睡眠品質變差或睡眠時間減少，期間超過三個月以上，且非由其他身體疾病、精神疾病、藥物或物質使用，或其他睡眠疾患所引起的失眠。

二、次發性失眠（Secondary insomnia）

・身體疾病引起的失眠

罹患睡眠時會產生疼痛或不適感之身體疾病，如：夜間頭痛、帕金森氏症、阿茲海默症、氣喘、心絞痛、胃食道逆流、甲狀腺機能亢進、更年期等，這些身體疾病或狀況都可能是失眠的誘發因子，但因這些身體疾病或狀況而引起的慢性失眠約佔10%，比例並不高。

・精神相關疾病引起的失眠

精神相關疾病如焦慮症、憂鬱症、躁鬱症、強迫症、恐慌症（尤其夜間發作）及創傷後壓力症候群等，才是慢性失眠最常見的病因，約佔40～50%，其中焦慮症為造成此種失眠的主因。

・藥物或物質引起的失眠

失眠症狀可能是因為使用某些藥物或物質而發生，像是可能影響睡眠的興奮性藥物、酒精、咖啡因等。其中關於酒精與咖啡因的影響，可以參見1-3及2-5。

三、因其他睡眠疾患引起之失眠

包含以下四種常見睡眠障礙，這些睡眠障礙之確定診斷，需要睡眠醫療專業人員的評估與檢查：

・日夜節律／生理時鐘睡眠障礙

此類型的睡眠疾患可細分為以下四種類型：(1) 睡眠相位後延型：晚上不易入睡，早上不易醒來，常見於青少年；(2) 睡眠相位前移型：晚上很早就想睡，早上很早就醒來，而且無法再睡著，常見於老年人；(3) 時差型：因時差問題導致入睡困難，睡眠品質變差或睡眠時間減少；(4) 輪班型，因輪班問題影響日夜節律及其生活作息，進而導致睡眠問題。

- **不寧腿症候群**（Restless legs syndrome, RLS）

不寧腿症候群的患者，在晚上躺下來準備睡覺時最容易發作，手腳四肢或肌肉深處會開始有一種不舒服的奇怪感覺，這種感覺相當主觀，可能是酸、麻、熱、癢、刺痛，有患者形容像是電流通過骨頭，也有患者說像是蟲在皮膚下爬行。這些不舒服的感覺在晚上比在白天嚴重許多，通常會因為伸展、按摩或是拍打肢體而暫時緩和或消失。但是，常常這麼一動，睡意就隨之消失，所以不寧腿症候群的患者常抱怨需要一段時間才能入睡。

- **陣發性肢體抽動症**（Periodic limb movement disorder, PLMD）

這是一種在睡著時發作的神經方面的疾病，通常患者沒有意識，無法控制自己的肌肉或肢體短暫且重覆地收縮或抽動。常見的肢體運動方式為睡眠時腳的大拇指、腳踝關節、膝關節會不自主的抽動或是彎曲。這種肢體的抽動會使已入睡的腦波受干擾而清醒，所以陣發性肢體抽動症的人會抱怨睡眠品質不好，睡眠常常被打斷。大約80%的不寧腿症候群患者，也同時患有陣發性肢體抽動症。

- **睡眠關聯呼吸疾患**（Sleep related breathing disorders）

臨床症狀為打鼾、睡眠呼吸中止，患者會抱怨睡眠品質不好、淺眠及半夜易醒，常會出現睡眠無恢復感和白天嗜睡等影響，嚴重的話可能會因呼吸中止之症狀而影響心血管功能，導致高血壓、心血管相關疾病等。其他睡眠關聯呼吸疾患之影響請見1-3。

原發性慢性失眠的原因

慢性失眠的原因，若不是由上述身體疾病、精神相關疾病、藥物及物質的使用、還有其他睡眠疾患等因素所引起，大多可以歸在原發性慢性失眠。一般來說原發性慢性失眠多和壓力、生活、環境改變等心理因素有關，當我們處於壓力狀態當中，大多數人都有可能會產生短期的失眠經驗。許多人在壓力過後失眠情況便可以逐漸緩解，但是也有些人在壓力過後，失眠卻持續下去，漸漸演變成長期失眠。為什麼會失眠的狀況會持續呢？我們可以依據失眠的過程，分析出三種可能造成失眠的原因，稱為失眠的3P模式：

1. 前置因子（Predisposing Factor）：
容易產生失眠的個人特質

尚未發生長期失眠以前，我們可能已經具備一些人格特質，這些特質讓我們在遇到壓力事件時更容易產生失眠的情形。常見容易失眠的人格特質如焦慮傾向、憂鬱傾向、完美主義、情緒壓抑傾向、A型性格等；也有一些特殊生理傾向，像是極端的生理時鐘、生理時鐘缺乏彈性等；此外遺傳、家族史等也可能使得有些人特別容易失眠。

2. 誘發因子（Precipitating Factor）：
導致失眠開始發生的事件

在生活中常會面臨各式各樣的壓力與變動，有些變動是讓人喜悅的，例如工作升遷、談戀愛、結婚、懷孕、退休等；有些變動是令人憂鬱、焦慮的，例如生病、工作壓力、人際問題、分手、親人過世等。無論變動的結果是好是壞，這些事件都會造成心情與生活某種程度的變動，而這樣的變動就容易造成失眠。

3. 持續因子（Perpetuating Factor）：讓失眠長時間維持下去的因素

當壓力與變動已事過境遷，為什麼失眠還會持續下去呢？一般常見讓失眠持續的因素，常與一些我們對抗失眠、或彌補失眠造成的影響所採取的行為有關，像是提早躺床、賴床或過度補眠、午睡、過度攝取咖啡因、減少身體活動量等。其他像是一些心理因素，包括過度擔心失眠的負面影響，如健康、工作表現等；擔心再也無法控制自己的睡眠；還有對睡眠適應不良的信念，包括「每天一定要睡滿八小時才夠」、「我一定要吃安眠藥才會睡著」等等。當這些行為或想法持續下去，失眠也會跟著持續下去。

所以持續因子可說是慢性失眠的關鍵要素，而調整這些持續因子當然也就是慢性失眠的治療核心。這些相關的

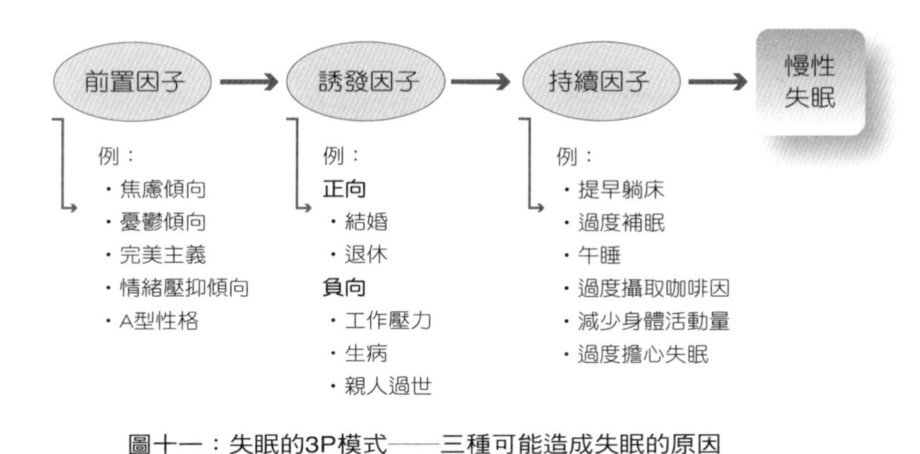

圖十一：失眠的3P模式——三種可能造成失眠的原因

持續因子，都是本書中每個章節所探討的重點，若你可以藉由這本書找出這些持續因子並加以改善，你也可以正確及有效的面對及處理失眠喲！

心理師的好眠提案

找到失眠真正的原因，再對症下藥地安排治療，這才是治療失眠最有效的路徑。透過失眠的3P模式，通常可以分析出造成失眠的病因，你可以再藉由本書，找出各項面對失眠的合適想法及正確行為。

失眠心法 3-5

做了很多努力就是想好好睡一覺，對於失眠遲遲未改善，感到失望又無奈？

當失眠者開始面對和處理自身的睡眠問題時，經常出現過度積極的行為模式，特別是在要求完美或是一心多用的失眠者身上更是明顯，一旦發現各種助眠方法，就全部都想試試看。常有失眠個案說，他聽了我們心理師的建議，在睡前安排了三十分鐘的放鬆時間，也在這時間裡穿插了一些靜態活動，甚至包含放鬆練習的技巧，但是效果卻沒有其他人來得顯著，到底這三十分鐘裡，在他和別人身上發生了什麼不同的事呢？

細問才發現，這些失眠者確實相當認真地執行著心理師的建議，安排了三十分鐘的放鬆時間，卻在這短短的三十分鐘內，「非常有效率」的完成了很多事情，而且大多是同時安排兩、三件事，他們的計畫可能像是這樣……

「把洗衣機啟動後，到客廳聽CD做腹式呼吸！」

→ 剛好20分鐘

「填寫睡眠日誌的同時，放些大自然的輕音樂！」

→ 剛好5分鐘

「一邊填寫煩惱記事本，一邊聽點廣播！」

→ 剛好5分鐘

「再來收個衣服，準備睡覺！」

一次只做一件事，別當時間精算師

說真的，不得不佩服這對於時間安排的精算程度，這也反映出人格上要求完美的特質，這種個性的人，在工作上經常是表現良好，對事情安排極有效率，也擅於節省時間。但是，把這種要求完美的特質發揮在睡前活動的安排上，那可就不妙了！安排睡前活動時，我們建議「別再當時間精算師」了，練習一次只做一件事，這樣做或許要花較長的時間，但如此一來，你才能心無旁鶩地讓自己放鬆，真正讓心靜下來。

在你找到合適的助眠方法，而且時間上可以慢慢來以後，接下來最重要的便是心態上的調整了。想獲得一夜好眠的過程，就像熬一鍋好湯，把所有該加的材料依序加入後，接下來要做的就是享受等待的過程，期待這鍋湯的美味到來。

對於方便與快速的需求，現代人的胃口已經被養得非常大了，我們會說：「可以叫外送為什麼要親自下廚？」「可以坐車為什麼要走路？」「可以吃減肥藥為什麼要運動？」對於失眠，我們就會說：「可以吞安眠藥就睡著，為什麼要做失眠的認知行為治療？」然而，選擇失眠的認知行為治療，最重要的內涵其實是我們參與了整個改變的過程，我們在當中投入了怎樣的努力與意義，達成後才嘗得到那些驕傲與滿足的滋味，就像熬湯，如果少放一種調味料，這湯就是少了那麼一點味道。

然而，我們常常聽到失眠患者抱怨：「我都照你說的去做了，不提早上床、不賴床、睡前做放鬆練習、早上起床照太陽……可是我的睡眠品質一點也沒有改善啊！」

試想，若你有一本食譜，裡面寫著做出一道南瓜海鮮濃湯所需準備的材料與步驟，你會不會先把材料備齊，然後再照著順序一步步去做？還是你會一股腦兒把食材全部丟進去，然後大火熬煮到材料全部熟透？有烹飪經驗的人都知道，每種食材需要的調理時間都不一樣、各種調味料加入的量與時間點也都不同，你會選擇照著步驟來做，然後等待，才會成就一道接近食譜照片裡的美味佳餚。想要成就一夜好眠，你要做的同樣是瞭解助眠的方法與技巧、確認步驟與順序、確實執行，並且隨時視情況做出調整，最後，你必須等待效果出現。

等待的過程是需要耐心的，就像熬湯時，你得隨時注意火侯、留意時間、甚至得在計時器響起時，停下手邊的工作去關心一下那鍋湯，希望最後的成果令人滿意；就算手藝不如有名的主廚或是家裡的媽媽，但相信熱湯上桌時，你依舊會得到滿心的驕傲和成就感。回過頭來，當你選擇以認知行為的方式來治療失眠，你可能就得花時間練習放鬆技巧、安排合適的時間養成運動習慣、放棄在睡前玩一下最喜歡的線上遊戲，甚至在中午過後，就得避免飲用平常習慣來一杯的咖啡因飲料，但是當你感覺到睡眠品質越來越好，你一定會得到期待中的滿足與感動。

這過程就像一種「交換」，你可以選擇快速但較不美味的冷凍微波食品，或是用細心與耐心換來一鍋暖胃又暖心的熱湯；你也可以選擇忍受副作用、吞藥後快速入睡，或是用毅力與耐力換得令身心安適的一夜好眠。

在等待的過程中，為自己補充動力

選擇以認知行為治療來改善睡眠的你，現在或許還因為轉變發生的得太慢而感到心急或沮喪，其實你需要的是耐心等待，在這個過程裡你可以這麼做：

1. 持續記錄睡眠：用自己喜歡的方法將每天的睡眠情況記錄下來，例如目前就有許多手機的APP應用程式可以做到。在臨床上，我們會請失眠患者逐日記錄下主觀的「睡眠日誌」（請參考第161頁）來收集他個人睡眠的相關資料，包括日夜作息、入睡所需時間、半夜醒來時間、是否早醒，以及與睡眠有關之活動與習慣，甚至記錄下睡眠品質與白天的精神狀態等等。如此一來，就能基於這份紀錄來研判所有可能引發失眠的原因，也才能進一步擬定適當的治療策略，並了解治療是否發揮效果。對於自我睡眠狀態的描述越詳盡，通常越有助於睡眠專科醫療人員的診斷與治療。

睡眠日誌

給＿＿＿＿＿的小提醒：

● 熄燈或躺在床上試圖睡著　├──┤睡著的時段（包含午睡及打盹）　○開燈或起床　├----┤半睡半醒(或是感覺多夢)

C 飲用含咖啡因的飲料（咖啡、茶）　A 飲酒　M 服用藥物　E 運動　S 感覺很睏　R 放鬆訓練　☼光照

✎請於每日起床後或固定白天特定時段填寫；如有需要可自行加入其他的符號

時間點➲ 前一天晚上 6 7 8 9 10 11 午夜 12 1 2 3 4 5 6 今天早上 7 8 9 10 11 中午 12 1 2 3 下午 4 5 6

日期	星期	時間點	藥物（名稱/量）	睡眠品質 1-2-3-4-5 很差------很好	白天精神 1-2-3-4-5 很差------很好	干擾睡眠的人事物
範例 1/8	(二)	M● ├──┤├────┤ ○ C S├--┤ E	Stilnox 1#	2	4	蚊子

2. 安心服用助眠劑：若你仍需要藥物來助眠，維持固定劑量，放心地吃吧！只要副作用是你可以忍受的，遵照醫囑用藥，仍具有一定的安全性。如果希望能減藥，請等到睡眠狀況穩定後再與專業人員討論減藥策略，才是更聰明的選擇。（如何有效的健康減藥可以參考1-6）

3. 允許走味的睡眠：也許今天煲的湯太鹹，但明天你會知道鹽巴要少加一點。同樣地，允許自己今天睡得少，或是花上較多時間才入睡，明天你會知道要多做一些放鬆練習，讓擔心少一點、運動多一點等等。要允許自己可以有睡得不好的機會。

4. 看到進步與成就：或許睡眠日誌上的紀錄，總是提醒著你這個禮拜睡得有多差，但別忘了，有比較才會知道好與壞，有睡得差的一天，一定也會有睡得好的一天。看看哪一天你做了哪些不同的改變，肯定自己的進步，也給自己一點鼓勵，告訴自己：「我好棒，這個禮拜有三天睡得很好！」

5. 持續朝對的方向前進：如果你有機會做到上述四點，恭喜！你已經在往對的方向前進了，做得很好！若在過程中遇到了阻礙或疑問，可以隨時諮詢專業人員。

等待的過程或許難熬，或許孤單，但你可以用本篇介紹的這些方法來補充動力，用每天的一點點小進步，來成就最終的一夜好眠。

心理師的好眠提案

面對失眠，除了找到正確的治療方法，最重要的心法就是要肯定自己小小的進步，允許自己有睡得不好的時候；再來就是耐心等待，只要方向是對的，你一定可以慢慢享受這過程的美好，對於好眠的期待也將漸漸得到滿足！

失眠心法 3-6

只要一天失眠，過去所有對失眠的恐懼全都襲來，不再相信有方法可以幫助自己？

在治療失眠的歷程中，我們最擔心的是失眠患者不相信自己能夠克服失眠，輕易半途而廢。這樣的患者有的是治療才剛見起色，不幸有一天再度失眠，先前的成就感便一掃而空，深感挫折；有的則是試了很多方法，仍無法完全擺脫失眠，便萌生放棄念頭，沮喪地覺得自己鐵定失眠一輩子了。如此患得患失的心態、不相信自己會成功的思考模式，其實是不合理的負向信念。但這種恐懼好真實，到底要怎麼克服呢？

我們將以「打掃抽屜理論」以及「人不能兩次踏進同一條河流」這兩種觀點，來幫助有上述思考模式的讀者來重新思考。你會發現，跳脫害怕失敗的慣性思考並不難。一旦擺脫慣性思考，就會有更寬的視野，找到更多的方法與機會，甚至找到更美好的自己。

打掃抽屜理論

想必大家都有大掃除的經驗吧？大掃除可以說是辛苦但不得不做的一件事。打掃時滿頭大汗、費力又勞心；但掃完之後空間煥然一新，心情也隨之清爽起來，讓人覺得一切辛苦都值得了。但若打掃無方，經常有「愈掃愈亂」的情形。以整理抽屜為例子，當你想徹底整理一個囤積了許多雜物的抽屜時，會怎麼做呢？

「把所有東西都倒出來一口氣整理！」這可能是最斧底抽薪的方法，把東西一股腦倒出來，分類、淘汰後，將抽屜擦拭乾淨，再把物品一一收納回去。但雜物散置一地時看來怵目驚心，有陳年的舊信、過期的單據、不曉得為什麼留下來的垃圾……此時若無法堅持清理到最後，很快就會失去耐性，一急起來胡亂塞回去，或乾脆放棄，把抽屜一關了事！

失眠治療的歷程（大多數心理治療也一樣）就像整理抽屜一樣，失眠者往往會先經歷一段「表面上」比原來更差的時期，尤其是在治療初期。在治療初期，心理師會檢視失眠的原因，挖掘出失眠者原本不知道的不良睡眠習慣、不合理想法，甚至找出被失眠者長期忽略、但干擾其睡眠的個人特質（例如要求完美、急性子或是過度焦慮）等等。

在治療初期，當失眠者發現問題出在自己身上、自己有好多必須改進的地方時，往往會感到失望無助，萌生放棄念頭。但我們想告訴大家的是，千萬不要因挫折而打退堂鼓，因為倒出這些問題後，你才將真正展開一場大掃除之旅；愈能在初期將問題攤開來檢視，愈有助於徹底地修復，彷彿徹底清理一個塵封多年、許久沒拉開過的抽屜一樣。雖然過程辛苦，但掃除後的整潔是令人嚮往的。

另外，在開始治療時，還可能因為再次遭遇失敗（又失眠了）而聯想起過去的失敗經驗（我老是失眠），進而懷疑自己是否真可能治療成功（我未來也會失眠），懷疑自己這樣打掃下去，真的可以看到乾乾淨淨的抽屜嗎？失眠者常因過去的失敗經驗而放棄繼續努力，忽略了這次失眠可能是「不一樣的當下」，也錯失了改變未來的機會。

此時心理師必須幫助失眠者找回信心，提醒他，只要找對方向，必將走向好的結局。我常常與患者分享古希臘哲學家赫拉克利特（Heraclitus）的名言：「人不能兩次踏進同一條河流」。這句話的意思是，河水是不停流動的，當你在不同時間點兩次伸腳踏進河中，因水不斷流動，第二次踏進河中所遭遇的水流，已非前次之水。所以他才說，人不能踏進同一條河流兩次，因為，河已不再是原本的河、水亦不再是原本的水，甚至，人也不再是相同的人了。

這句話具有特別的力量，既強調萬物不斷變化，也提醒我們活在當下。我常常以這句話來提醒自己，要珍惜現在擁有的這個當下，每一次都是新的嘗試與機會，也常用它來鼓勵失眠者、尤其是長期失眠的人，將每一晚視為嶄新的當下，信任現在的自己，不要被已經結束的過去所影響。

因此，讀者在進行失眠認知行為治療時，或許因為改善來得太慢而心急，或許因為遇到了失敗而沮喪，但請毋須擔心，你需要的是持續努力，請相信這些起伏都是好轉的必經過程，也請相信自己在專業的治療之下已與過去的自己不同。建議失眠者，在療程中可以這麼思考：

1、找到合適自己的治療策略：

在聽失眠者描述過去治療失敗的經驗時，常發現一個共同點：方法不合適。有時是親朋好友提供各自的經驗，有時是從報章雜誌看來的坊間療法，但嘗試之後卻發覺不如預期中有效。這些方法對睡眠也許是有幫助的，但問題是不見得適合所有人。每個人體質、個性不同，如果能先透過專業睡眠醫療人員檢查、評估與建議，比較容易找到合適的治療策略。

2、持續配合心理師教導的各式助眠技巧：

臨床上，還有不少例子是失眠者找到了看來合適的治療策略，但由於缺乏耐心和毅力，半途而廢。一如整理抽屜時，面對琳瑯滿目的雜物，你所要做的就是耐心地逐一檢視清理、再逐一整齊地放回抽屜。心理師所教的助眠技巧旨在改善不良睡眠習慣與觀念，患者務必持之以恆練習，一旦中斷，失眠可能再度找上門。這是治療上非常重要的關鍵。

3、允許睡眠狀況有所起伏：

睡眠狀態難免起起伏伏，這不見得是壞事，因為我們可以從難眠經驗中找到導致失眠的原因。每找出一個原因，你所面臨的睡眠阻礙就少了一個。所以，請允許自己有睡不好的狀況，平心靜氣接受失敗。此外要提醒自己，別只把焦點放在最近又睡不好了，也要為自己打氣，告訴自己已有多少進展。如同整理抽屜，別只盯著還沒整理的部分，可以抽空欣賞已整理好的部分，那會是很棒的回饋。

4、體認自己已與過去不同，對未來懷抱期待：

當患者經過專業評估、找到專屬於自己的治療計劃時，這就是一段與過往不同的治療經驗了。在心理師陪伴下，你更有力量面對挫折、也更能夠接受挑戰。請提醒自己，每一次的失眠或改善睡眠的過程，都是不同的體驗，沒有兩次完全相同的狀況，我們唯一能努力的就是把握當下。如此一轉念，每個人都是嶄新的自己，連每一次的呼吸都是全新的，從心理師處學來的治療技巧也都是新的。你可以想像睡眠終於改善的日子是多麼輕鬆及愉悅，如同你可以想像抽屜整理乾淨的那一刻是多有成就感，這樣的期待會帶來前進的動力。

我曾與一位在治療過程中狀況起伏不定的失眠者分享打掃抽屜理論，也在他的睡眠日誌上寫下一段鼓勵的話。在此與讀者們分享：

很多事情不要只看表面，
尤其在自我整理的過程中，
要堅持的是，確定對的方向，
然後一步步前進，
再長的路也會走完。

心理師的好眠提案

我們常鼓勵並提醒長期失眠者：要信任現在的自己，不要被過去的恐懼所影響。好好感受每一次新的嘗試及練習，因為每一個夜晚，甚至每一次的呼吸，都是全新的！絕對不要忘記的是，相信自己！

【附錄一】

台灣睡眠醫學學會認證之專業睡眠機構

睡眠檢查可以去哪裡做？以下是「台灣睡眠醫學學會」認證之專業睡眠機構：

北區

國立臺灣大學醫學院附設醫院	(02)2312-3456 #63611
臺北醫學大學附設醫院	(02)2737-2181 #2151
新光吳火獅紀念醫院	(02)2833-2211 #2933、2839
台北榮民總醫院	(02)2875-7564
永愉診所	(02)2192-2989
衛生福利部雙和醫院	(02)2249-0088 #70213
馬偕紀念醫院淡水院區	(02)2809-4661 #2863
基隆長庚紀念醫院	(02)2431-3131 #2657
桃園長庚紀念醫院	(03)3196200#2680、2588

中區

中國醫藥大學附設醫院	(04)2205-2121 #1781
中山醫學大學附設醫院(中興院區)	(04)2262-1652 #71217
台中榮民總醫院睡眠中心	(04)2359-2525#3225
佛教慈濟綜合醫院台中分院	(04)3606-0666 #4836
彰化秀傳醫療社團法人紀念醫院	(04)-7256166 #85055
彰濱秀傳紀念醫院睡眠中心	(04)781-3888

南區

嘉義長庚紀念醫院	(05)362-1000 #2585
衛生福利部嘉義醫院	(05)-2319090
衛生福利部台南醫院	(06)220-0055 #3383
奇美醫療財團法人奇美醫院	(06)281-2811
高雄醫學大學附設中和紀念醫院	(07)312-1101 #6785
高雄長庚紀念醫院	(07)731-7123

更多睡眠檢查機構，請上網查詢http://www.tssm.org.tw/check.php
資料來源：台灣睡眠醫學學會

【附錄二】

延伸閱讀

- 《睡眠學校：揭開睡眠奧祕，為何想要成功快樂，要睡飽一點？》（2015），李察・韋斯曼，三采。
- 《你累了嗎?：讓工作、學習效率UP UP的睡眠超技法》（2015）菅原洋平，平安文化。
- 《改變人生的睡眠法則》（2015），菅原洋平，麥浩斯。
- 《救命睡眠》（2014），李信達，平安文化。
- 《總是睡不好的人，一定要看！》（2014），坪田聰，采實文化。
- 《邊做夢邊冒險：睡眠的科學真相》（2013），大衛・蘭德爾，漫遊者文化。
- 《夜夜好眠：擁抱睡神，不再失眠》（2013），陳錫中，心靈工坊。
- 《健康，從睡眠開始！台大醫院睡眠中心的22 堂課》（2013），台大醫院睡眠中心團隊，原水。
- 《好好睡：睡好覺小撇步》（2013），林宜靜，聯合報。
- 《改善睡眠品質的20個妙招：解決睡眠障礙，讓你一覺睡得飽、睡得好》（2013），國醫健康絕學編委會，華威文化。
- 《睡眠：不花錢健康法之2》（2012），神山潤，新自然主義。
- 《不要再打鼾了：要命的睡眠呼吸中止症！》（2012），蕭光明，健康世界。

- 《睡好覺：改善你的枕頭、睡姿、睡眠環境，遠離失眠不是夢，病痛統統不見了！》（2012），山田朱織（Yamada Syuori），時周。
- 《告別失眠，數羊的日子bye-bye ！》（2012），陳可卉，活泉。
- 《為什麼就是睡不著：失眠，安眠藥不是萬靈丹》（2012）， 周舒翎，大塊文化。
- 《讓你不失眠的健康術》（2012），李馥，采竹。
- 《揭開睡眠的真相》（2011），羅友倫、陳盈盈，天下雜誌。
- 《睡眠好，身體自然好》（2011），大谷憲，臺灣東販。
- 《我能讓你不再失眠》（2011）， 保羅．麥肯納（Paul McKenna, Ph.D）， 遠流。
- 《睡得好，健康沒煩惱：簡單生活六步驟，和失眠說BYE-BYE 》（2011）， 李馥，采竹。
- 《修復身體的黃金7小時：睡眠名醫教你消除萬病的睡眠祕訣》（2011）， 宮崎總一郎，大是文化。
- 《失眠自療：認知行為治療》（2011），鄭健榮，天地圖書（香港）。
- 《這樣做不失眠》（2011），李彥岐，種籽文化。
- 《好眠教戰繪本：公主為何徹夜未眠》（2010），作者／吳家碩，繪者／吳怡蒨，山岳。
- 《睡覺為什麼會做夢？夢遊、說夢話、鬼壓床等睡眠的科學解密》（2010）， 堀忠雄（Tadao Hori），晨星。
- 《失眠可以自療》（2010），楊建銘，時報出版。
- 《不再失眠》（2010），保羅．果文斯基、亞瑟．史皮爾曼（Paul Glovinsky, Arthur Spielman），書泉。

- 《治療失眠的55 個有效調養方式》（2010），小林慧美編著，菁品文化。
- 《睡眠圖解事典》（2009），涉井佳代、遠藤拓郎，瑞昇。
- 《睡眠問題：心理治療/DIY 》（2009），馮觀富，高雄復文。
- 《健康6+1 －失眠》（2009），張揆一、鄭秀華，萬里機構。
- 《讓你睡好眠》（2008），陳濘宏、吳家碩，文經社。
- 《李宇宙好眠自助寶典》（2007），李宇宙、陳錫中，康健。
- 《哈佛醫生的優質睡眠全書》（2007），羅瑞斯・艾普斯坦（Larence J. Epstein），商周。
- 《失眠》（2007），李信謙、盧世偉、張家蓓、李純佳，晨星。
- 《失眠中醫典籍彙編（附光碟）》（2007），李世滄，行政院衛生署中醫藥委員會。
- 《給你好睡眠》（2005），克里斯・艾德辛科斯基（Chris Idzikowski），高寶。

Story 心靈小說系列

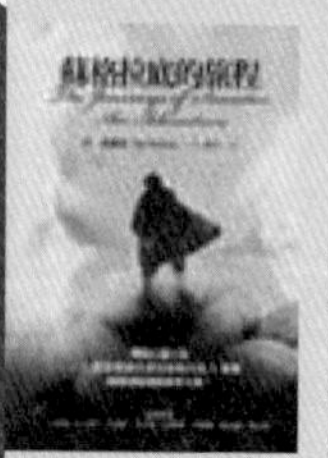

蘇格拉底的旅程

★文化部104年中小學生優良課外讀物
★王小棣、王文華、王浩威、朱全斌、侯俊明、袁瓊瓊、韓良憶、韓良露推薦

神秘智者蘇格拉底，真有其人嗎？為何擁有超人般的心靈能力？故事要從1872年俄國說起，說明賽傑如何蛻變成蘇格拉底，更是鍛造智者心靈的偉大旅程。

丹・米爾曼⊙著　ST014 / 336頁 / 定價380

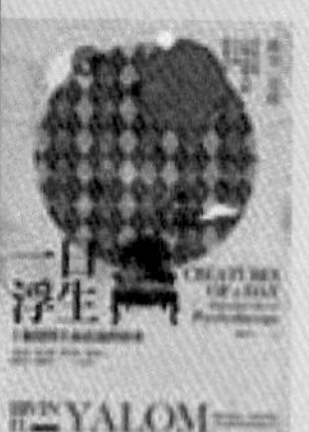

一日浮生

【十個探問生命意義的故事】

★特別推薦：王浩威、曹中瑋、陳登義、張達人、謝哲青、蘇偉貞
★媒體推介：中時開卷、魅麗雜誌、雙河灣、新識力

「我們全都是一日浮生」。在亞隆諮商室中，每種生命歷程的幽微意義未被死蔭所遮蔽，反而在死亡詰問下更顯立體。如今他也步入遲暮之年，體會更加深刻。

歐文・亞隆⊙著　ST015 / 304頁 / 定價380

SelfHelp 自助助人系列

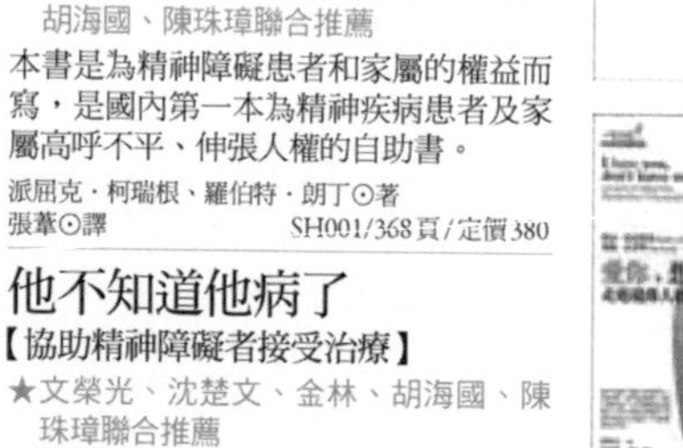

不要叫我瘋子

【還給精神障礙者人權】

★文榮光、王行、李明濱、沈楚文、金林、胡海國、陳珠璋聯合推薦

本書是為精神障礙患者和家屬的權益而寫，是國內第一本為精神疾病患者及家屬高呼不平、伸張人權的自助書。

派屈克・柯瑞根、羅伯特・朗丁⊙著
張葦⊙譯　SH001/368頁 / 定價380

他不知道他病了

【協助精神障礙者接受治療】

★文榮光、沈楚文、金林、胡海國、陳珠璋聯合推薦

為「缺乏病識感」患者的家屬及專業醫護人員所寫的實用自助書，清晰易懂，在文字之間充滿細心的感情。

哈維亞・阿瑪多、安娜麗莎・強那森⊙著
魏嘉瑩⊙譯 S　H002/232頁 / 定價250

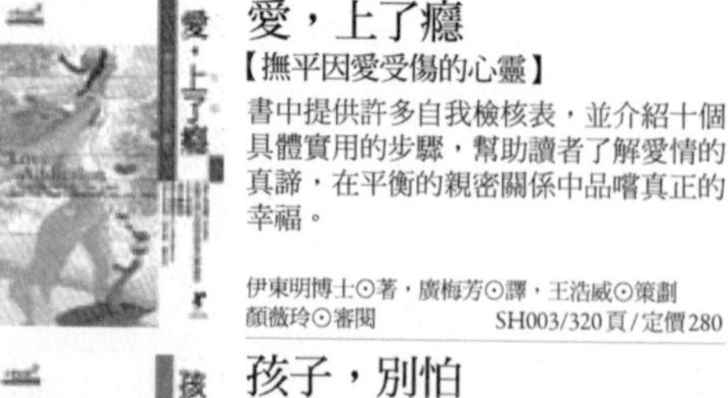

愛，上了癮

【撫平因愛受傷的心靈】

書中提供許多自我檢核表，並介紹十個具體實用的步驟，幫助讀者了解愛情的真諦，在平衡的親密關係中品嚐真正的幸福。

伊東明博士⊙著，廣梅芳⊙譯，王浩威⊙策劃
顏薇玲⊙審閱　SH003/320頁 / 定價280

孩子，別怕

【關心目睹家暴兒童】

這本書是為了所有關心幼童的人而寫。不論政府部門或是相關輔導人員，都可以將這本書當作入門參考書，以減少盲目的摸索，迅速領會到幫助受害兒童的竅門。

貝慈・葛羅思⊙著，劉小菁⊙譯
洪素珍⊙審閱　SH004/200頁 / 定價240

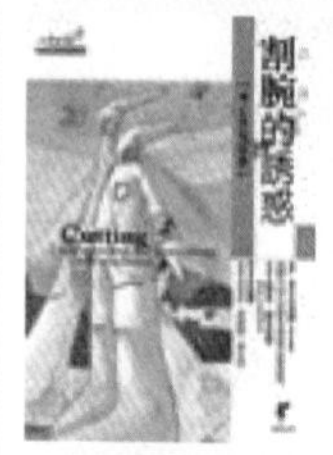

割腕的誘惑

【停止自我傷害】

★行政院衛生署國民健康局『2004好書』心理健康類首獎！
★洪素珍、李開敏、黃心怡推薦

以深入淺出的專業觀點，協助個案「重建」與「療癒」的歷程。

史蒂芬・雷文克隆⊙著，李俊毅⊙譯
王浩威⊙策劃審閱　SH005/288頁 / 定價

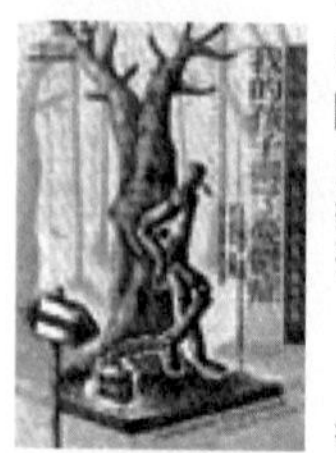

我的孩子得了憂鬱症

【給父母、師長的實用指南】

父母和師長更藉本書了解青少年憂鬱症，協助孩子進行治療，帶著信心陪孩子邁向快樂健康成人的道路。

法藍西斯・孟迪爾⊙著，陳信昭、林維君⊙譯
王浩威⊙策劃　SH006/368頁 / 定價

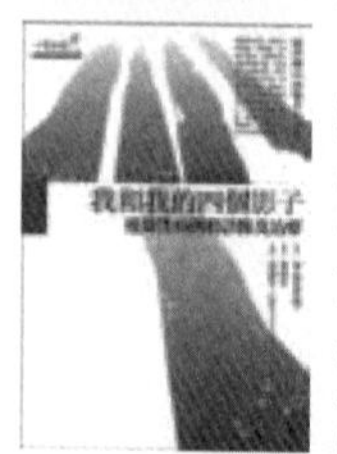

我和我的四個影子

【邊緣性病例的診斷與治療】

邊緣人格的傾向，其實觸及人性宿命的弱點，諸如害怕寂寞、內心茫然空虛以及極端的情緒，每個人都曾有過。乍看很神秘，但透過它，可讓我們對人類的深層心理有更深刻的體會。

平井孝男⊙著，廣梅芳⊙譯
顏薇玲⊙策劃　SH007/320頁 / 定價

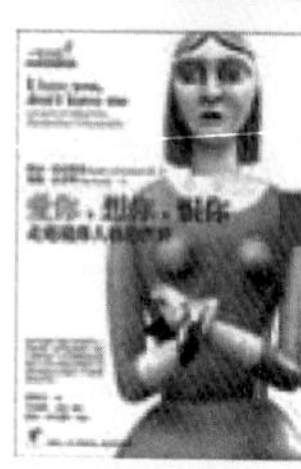

愛你，想你，恨你

【走進邊緣人格的世界】

★張玨、許文耀聯合推薦

第一本以通俗語言介紹邊緣人格的書，具有不容忽視的重要位置，不只作為專業人士參考，更可為患者、家屬、社會大眾打開一扇理解之窗，減輕相處過程中的挫折與艱辛。

傑洛・柯雷斯曼、郝爾・史卓斯⊙著
邱約文⊙譯，王浩威⊙審閱、導讀
SH008/272頁 / 定價300

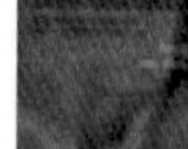

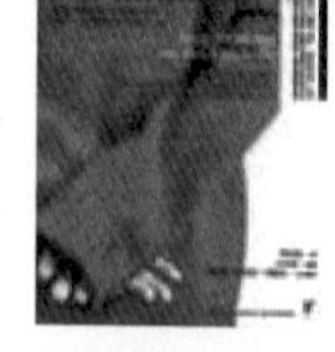

親密的陌生人

【給邊緣人格親友的實用指南】

★蔡榮裕、張凱理、周勵志 聯合推薦

專為邊緣人格親友所寫的實用指南，書中提出明確的策略和實際的做法，教導邊緣人格親友如何有效面對、處理邊緣人格者的種種異常行為，並照顧好自

保羅・梅森、蘭蒂・克雷格⊙著，韓良憶⊙譯
王浩威⊙審閱　SH009/328頁 / 定價

躁鬱症完全手冊

★行政院衛生署國民健康局「2007健康好書・閱讀健康」心理健康類推介獎
★《今日心理學》雜誌好評推介、破報書介紹

帶你理解躁鬱症的成因、癥狀與醫療方式，及躁鬱症對兒童及青少年的影響

福樂・托利、麥可・克內柏⊙著，丁凡⊙譯
湯華盛⊙審閱　SH010/448頁 / 定價

老年憂鬱症完全手冊

【給病患、家屬及助人者的實用指南】

★廖榮利、孫越、黃正平、胡海國、王浩威、陳韺推薦

本書以平實易懂的文字，為關心老年憂鬱症的讀者提供完整實用的豐富資訊。

馬克・米勒、查爾斯・雷諾三世⊙著
李淑珺⊙譯，湯華盛⊙審
王浩威⊙策劃，台灣心理治療學會⊙合作出版
SH011/288頁/定價320

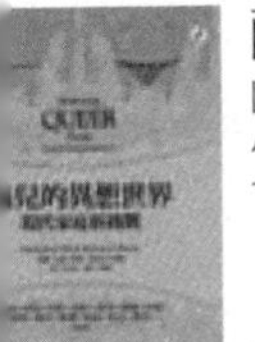

酷兒的異想世界

國內第一本介紹酷兒青少年成長需求的心理專書，是父母和師長的教養手冊，也是專業助人者的實用指南。

琳達・史東・費雪、雷貝卡・哈維⊙著
張元瑾⊙譯
SH012/328頁/定價380

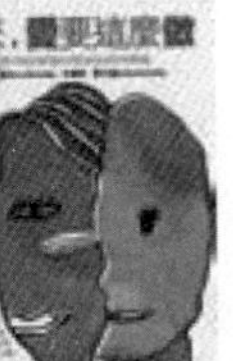

原來，愛要這麼做

本書為身陷無性婚姻深淵、吃盡苦頭的夫妻指引一條明路。書中提出一套循序漸進的做法和實用的技巧，是一本顧生理與心理兩大層面、觀點周全且深入淺出的「性愛大全」。

巴瑞・麥卡錫、艾蜜莉・麥卡錫⊙著
廖婉如⊙譯　SH013/288頁/定價320

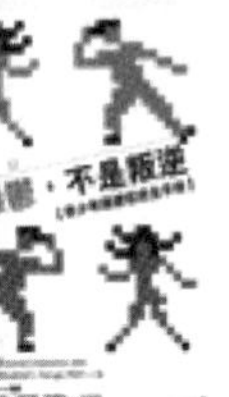

是躁鬱，不是叛逆

由美國躁鬱症權威醫師、心理治療師聯手寫作，閱讀本書可了解青春期躁鬱症的種類、症狀、了解如何在藥物和心理治療間找到平衡，以及認識發病的早期跡象、尋求和學校有效合作的可能。

大衛・米克羅威茲、伊利莎白・喬治⊙著
丁凡⊙譯　SH014/352頁/定價380

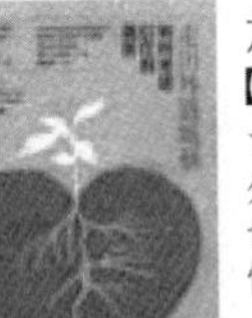

走出外遇風暴

【如何重建信任與親密】

★外遇療癒終極聖經

外遇似乎是愛情的絕症。但其實，危機也可以是轉機，外遇是伴侶重新鞏固感情的絕佳機會。

珍妮絲・亞伯拉罕・史普林、麥可・史普林⊙著
林婉華⊙譯　SH015/336頁/定價350

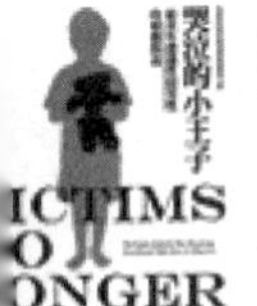

哭泣的小王子

【給童年遭遇性侵男性的療癒指南】

本書關注曾經遭遇亂倫或性侵的男性受者，探討性虐待所造成的影響，了解成年男性倖存者的痛苦、需求、恐懼和希望，以及尋找從中復原的方法。

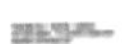

麥可・陸⊙著，陳郁夫、鄭文郁等⊙譯
洪素珍、林妙容⊙審閱　SH016/384頁/定價400

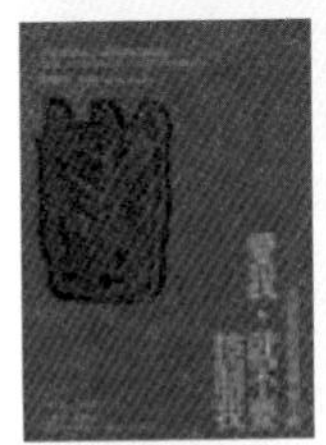

愛我，就不要控制我

【共依存症自我療癒手冊】

梅樂蒂・碧媞，可說是自我成長類書籍的教主。25年前，她讓全世界認識了「共依存」這個詞，今天，她以本書澄清人們對於共依存症的誤解，也發現了共依存行為如何轉變，為新世代提供了通往身心健康的指引。

梅樂蒂・碧媞⊙著
蘇子堯、許妍飛⊙譯　SH017/288頁/定價320

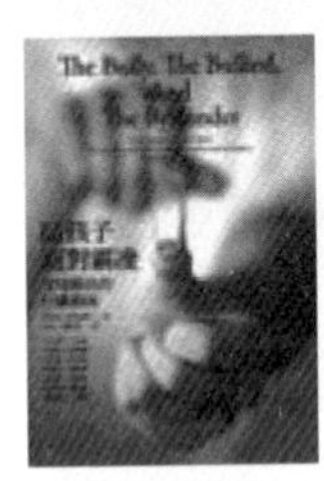

陪孩子面對霸凌

【父母師長的行動指南】

面對霸凌，我們不必過度恐慌。因為，霸凌是學來的行為，它同樣可透過學習而修正、改變。霸凌包含了三種角色：小霸王、出氣筒、旁觀者。本書更追本溯源，探討家庭環境對孩子性格的影響，以及學校該如何輔導處置。

芭芭拉・科婁羅索⊙著
魯宓、廖婉如⊙譯　SH018/264頁/定價280

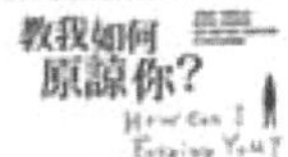
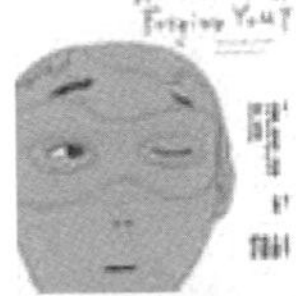

教我如何原諒你？

全書以豐富的個案故事，涵蓋親子、師生和夫妻之間的背叛傷痕；擺脫陳腔濫調，在原諒和不原諒之間，呈現動態的連續光譜。充滿力量的嶄新觀點，讓受苦雙方跳出漩渦，踏上真誠和解之路！

珍妮絲・亞伯拉罕・史普林、麥可・史普林⊙著
許琳英⊙譯　SH019/336頁/定價360

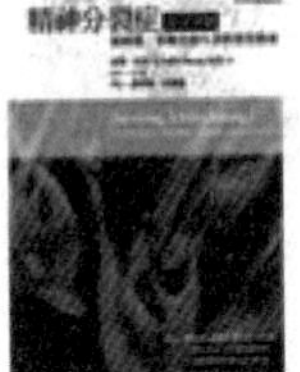
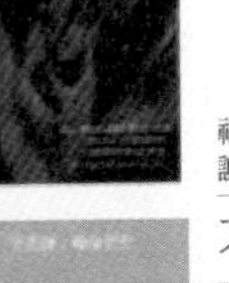

精神分裂症完全手冊

【給病患、家屬及助人者的實用指南】

了解精神分裂症，可以減少迷思，將疾病從邪惡邊緣拉回到理性的範疇。

福樂・托利⊙著，丁凡⊙譯
謝明憲、許藝瀚⊙審閱　SH020/512頁/定價580

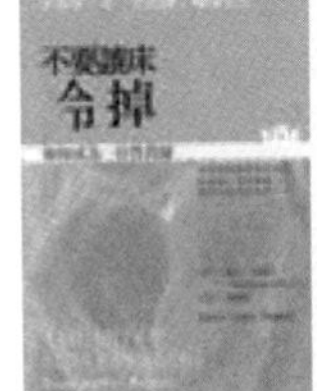

不要讓床冷掉

【如何成為一位性教練】

性教練（sex coaching）是近年歐美新興的諮商療法，以性學與心理學為基礎，運用創意且有效的專業方法，幫助案主解決性方面的困擾。

佩蒂・布利登⊙著
林蕙瑛⊙譯　SH021/384頁/定價450

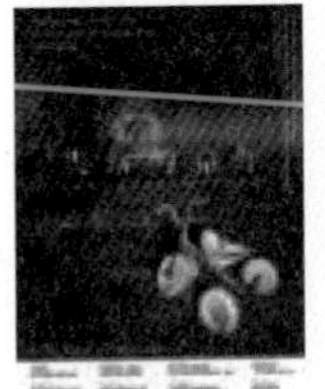

失落的童年

【性侵害加害者相關的精神分析觀點】

世人在他們身上看見的黑暗、暴力與扭曲，其實，就是他們童年所面對的世界。他們很可能在生命的早期，也曾經是暴力的受害者。

約翰・伍茲⊙著，魏宏晉等⊙譯
王浩威、洪素珍、樊雪梅⊙審閱
SH022/304頁/定價380

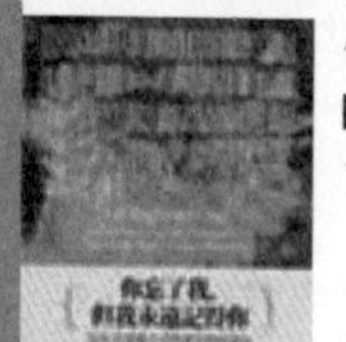

你忘了我，但我永遠記得你

【以友善尊嚴方式照護失智症親友】

★特別推薦：吳肖琪、邱銘章、孫越、張叔仁（Helena, C. Chui,M. D.）、陳榮基、鄧世雄、傅中玲、湯麗玉、黃正平、楊力州、劉景寬、賴德仁

累積二十多年的成功案例，「好朋友的對待方式」為全球無數失智症患者的家庭帶來樂觀與希望。

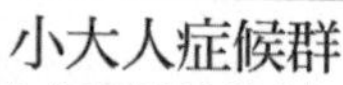

維吉尼亞．貝爾、大衛．儲克索⊙著
蔡佳芬⊙譯，陳震宇⊙審閱
SH023/304頁／定價320

小大人症候群

為什麼我們會變成「小大人」？身為「小大人」，如何真正「轉大人」？作者在書中提出很多案例故事，讓讀者一窺小大人背後的心理動力，一步步揭開冰山之下隱藏的原因，走上復原療癒之路。

約翰．弗瑞爾、琳達．弗瑞爾⊙著
江家緯⊙譯　SH024/264頁／定價320

華人心理治療研究發展基金會、心靈工坊⊙合作出版
王浩威⊙策劃

【溫尼考特】大師經典

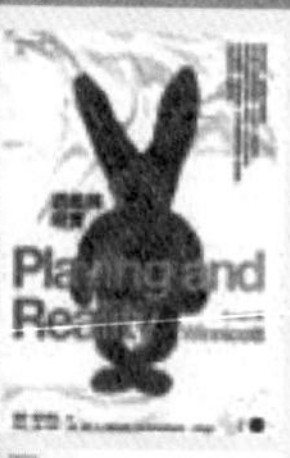

遊戲與現實

★精神分析大師溫尼考特經典名作

溫尼考特長期關注的主題是：想像力的泉源何在？甚麼決定了個人能活得有創造力？在本書中，他藉著十一個章節來探討這個哲學家和詩人向來關注的領域。

唐諾．溫尼考特⊙著
朱恩伶⊙譯　PT025/272頁／定價320

二度崩潰的男人

【一則精神分析的片斷】

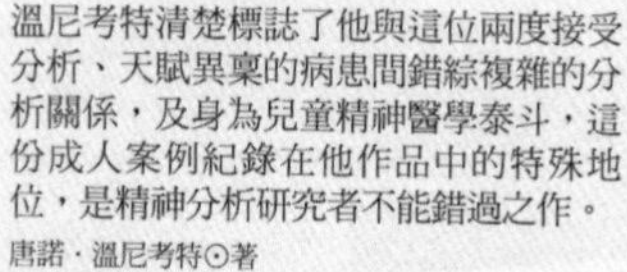

溫尼考特清楚標誌了他與這位兩度接受分析、天賦異稟的病患間錯綜複雜的分析關係，及身為兒童精神醫學泰斗，這份成人案例紀錄在他作品中的特殊地位，是精神分析研究者不能錯過之作。

唐諾．溫尼考特⊙著
廖婉如⊙譯　PT024/344頁／定價450

塗鴉與夢境

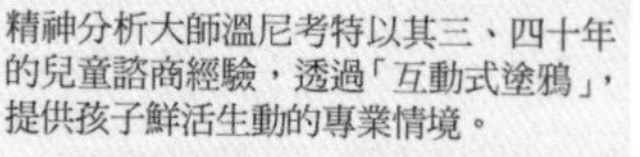

精神分析大師溫尼考特以其三、四十年的兒童諮商經驗，透過「互動式塗鴉」，提供孩子鮮活生動的專業情境。

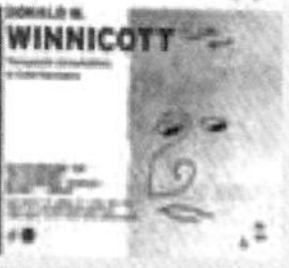

唐諾．溫尼考特⊙著
廖婉如⊙譯　PT021/464頁／定價520

溫尼考特這個人

現實生活中的溫尼考特孩子氣、優柔寡斷卻又叛逆、對錢沒概念，還常唆使員工跑腿代辦私務；但在學術成就上，愛玩的性格引發了源源不絕的創造力…

羅伯．洛德曼⊙著
吳建芝、簡意玲、劉書岑⊙譯
PT029/640頁／定價1000

【佛洛伊德經典個案系列】全集六冊

★當代台灣精神分析研究者與臨床實務工作者，群力合重新翻譯、審閱、校訂，完整呈現一代大師的治療手第一手珍貴的原始記錄，是後代精神分析界與精神醫人人必讀的範本！

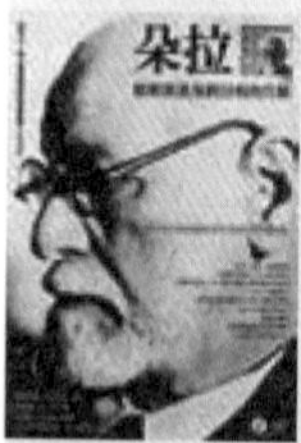

朵拉

【歇斯底里案例分析的片斷】

佛洛伊德是心理分析學派的開山祖他的朵拉案例在精神分析史上更具地位。本書是《歇斯底里研究》、《解析》及《性學三論》精華的臨床運用

佛洛伊德⊙著
劉慧卿⊙譯 PT003/208頁／定價240

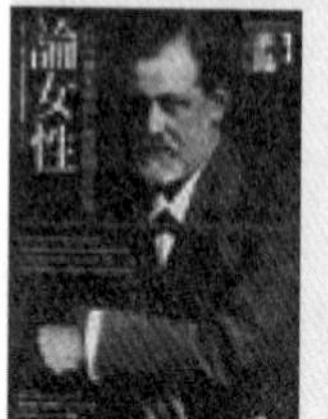

論女性

【女同性戀案例的心理成因及其他

本書包含「女同性戀」案例全文，以五篇與女性主題有關的文稿，呈現佛伊德與女性在不同層面的關係，引者瞭解和經驗女性與精神分析的糾葛

佛洛伊德⊙著
劉慧卿、楊明敏⊙譯　PT004/144頁／定價

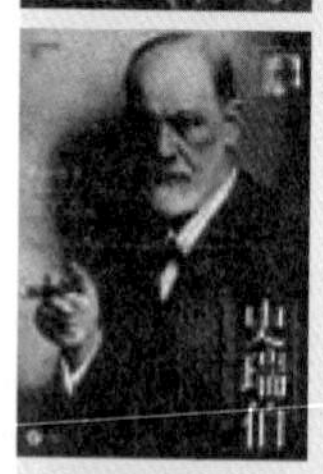

史瑞伯

【妄想症案例的精神分析】

書中佛洛伊德為妄想症的形成機轉提極具創見的論述，並啟發日後的性別同、女性情結、生殖、生死及存在等題之研究。

佛洛伊德⊙著，王聲昌⊙譯
宋卓琦⊙導讀、審閱　PT012/128頁／定價

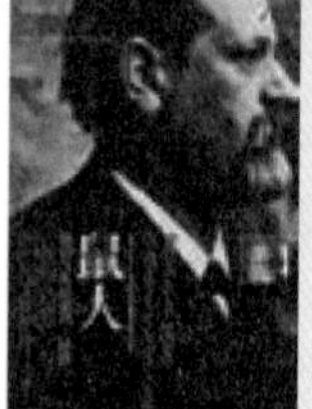

鼠人

【強迫官能症案例之摘錄】

鼠人案例奠定了精神分析學探究強迫的基礎，鉅細靡遺地刻畫出此病症在意識中複雜的心理動力，堪稱伊底帕情結在二十世紀初再現的精妙範例。

佛洛伊德⊙著
林怡青、許欣偉⊙譯　PT013/224頁／定價

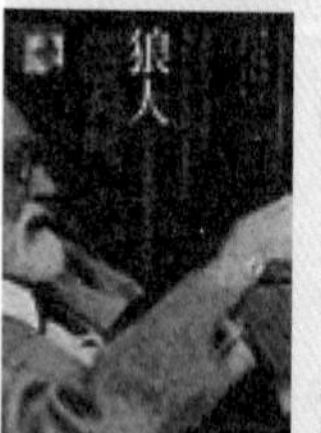

狼人

【孩童期精神官能症案例的病史】

在這個堪稱佛洛伊德最重要個案中，洛伊德許多重要理論獲得佐證，而他密且無懈可擊的條理，讓這個案例分充滿偵探推理的趣味。

佛洛伊德⊙著，陳嘉新⊙譯
蔡榮裕⊙審閱、導讀　PT014/160頁／定價

小漢斯

【畏懼症案例的分析】

在這經典案例中，佛洛伊德再次闡明割威脅、伊底帕斯情結和潛抑作用在童早期性發展過程中如何衍生及運作

佛洛伊德⊙著，簡意玲⊙譯
林玉華⊙審閱、導讀　PT016/192頁／定價

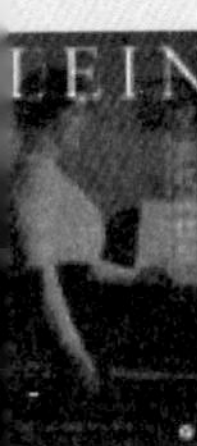

愛、罪疚與修復

本書展現1921年到1945年間，克萊恩在工作與觀念上的成長。梅蘭妮．克萊恩在寫作方面的傑出貢獻，不僅及於理論層面，對臨床實務工作也極為重要。本書展現的是1921年到1945年間，克萊恩在工作與觀念上的成長。

梅蘭妮．克萊恩⊙著
呂煦宗、李淑珺、陳維峰、甄家明、龔卓軍⊙合譯
林玉華、王浩威⊙策劃　PT028/640頁/定價800

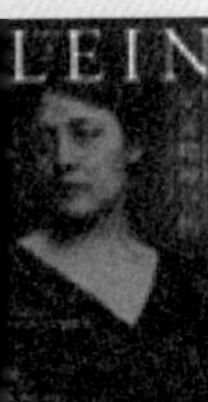

兒童精神分析

克萊恩被譽為繼佛洛伊德後，對精神分析最具貢獻的人物之一。本書奠定了她所創的精神分析遊戲技巧基礎，及對遊戲象徵意義的關注。

梅蘭妮．克萊恩⊙著
林玉華⊙譯，林玉華、王浩威⊙策劃
PT008/400頁/定價450

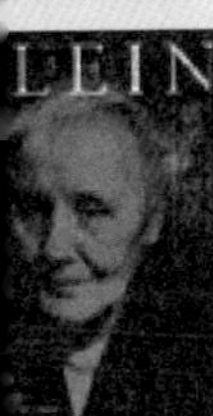

嫉羨和感恩

本書是梅蘭妮．克萊恩畢生最重要的文獻，收錄了克萊恩從1946年到1960年過世前的著作，也包括了在1963年她辭世以後才出版的未完成作品，這些是克萊恩畢生中最重要的文獻，也是其著述的高峰。

梅蘭妮．克萊恩⊙著，呂煦宗、劉慧卿⊙合譯
林玉華、王浩威⊙策劃　PT010/496頁/定價550

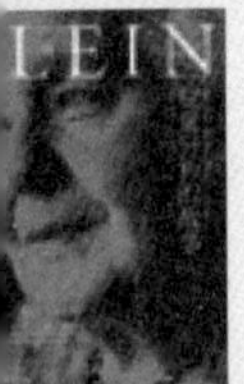

兒童分析的故事

這是一本富含生命力的著作，除了如實地描繪出克萊恩的分析技巧之外，讀者也得以窺見其思考方式，是探究兒童精神分析技巧不可多得的必備書籍。

梅蘭妮．克萊恩⊙著，丘羽先⊙譯
林玉華、王浩威⊙策劃
樊雪梅⊙審閱　PT015/672頁/定價750

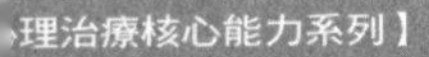

理治療核心能力系列】

American Psychiatric Association 美國精神醫學會隆重推出，
精神醫學養成教育及心理治療專業人員必備
台灣輔導與諮商學會、台灣心理治療學會、台灣兒童青少年精神醫學會、台灣精神醫學會、台灣臨床心理學會共同推薦

學習認知行為治療

【實例指引】（內附影音教學DVD）

本書涵蓋了執行認知行為治療所需的基本方法與進階技巧，並借助DVD影音教學示範，忠實呈現執行CBT時的實際狀況及因應方法。

傑西．萊特、莫妮卡．巴斯可、麥可．泰斯⊙著
陳錫中、張立人等⊙合譯　PT027/384頁/定價600

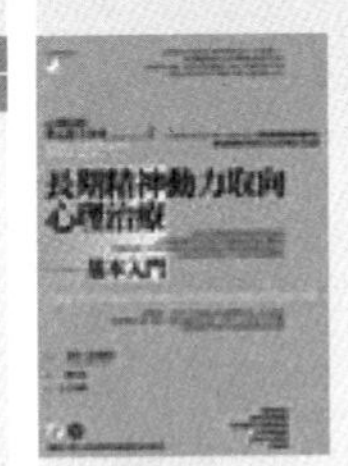

長期精神動力取向心理治療

【基本入門】

破天荒出版的「心理治療核心能力」系列叢書之一，由著名專家撰寫專為學生及專業人員介紹長期精神動力取向心理治療的基本原理。

葛林．嘉寶⊙著
陳登義⊙譯　PT011/312頁/定價350

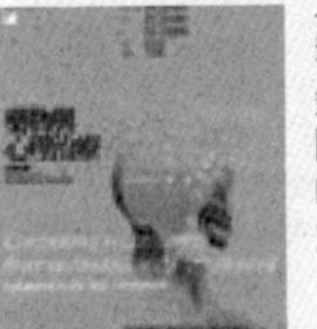

藥物與心理治療

針對整合式治療與分離式治療當中不同階段所需要的基本能力，以全面和漸進的方式，介紹其原則、執行細節與建議，並對常見問題提出釋疑。

蜜雪．瑞芭、理察．巴隆⊙著
周佑達⊙譯　PT017/224頁/定價260

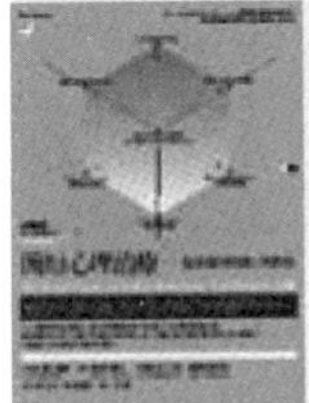

支持性心理治療入門

簡潔而完整的著作，提供了學習支持性心理治療的詳實指引，除了提供基本的知識與技巧，本書還引介極為詳盡的臨床案例，極具實用價值。

阿諾．溫斯頓、理查．羅森莎、亨利．品斯克⊙著
周立修、蔡東杰等⊙譯　PT009/248頁/定價280

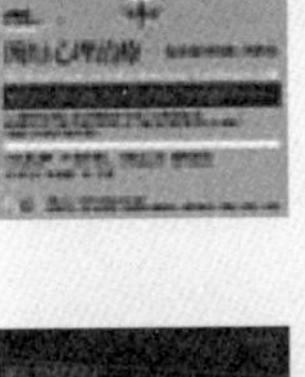

簡短心理治療

【臨床應用的指引與藝術】

集結全美十八位簡短心理治療教學與訓練的頂尖專家，導引讀者如何進行簡短心理治療，將治療精簡。

曼塔許．戴文、布瑞特．史丁巴格、羅傑．格林伯格⊙著，李宇宙、單家祁等⊙合譯
陳錫中⊙審閱　PT022/416頁/定價500

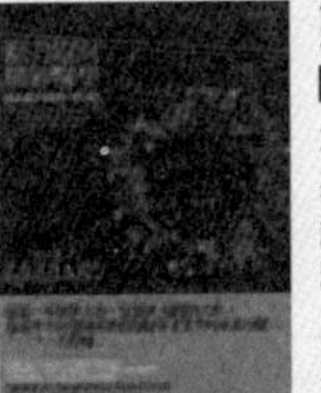

動力取向精神醫學

【臨床應用與實務】

本經典著作闡述了動力取向精神醫學的基礎、原則、治療方法，及其對現代精神醫學深具貢獻的基本架構；並將生物精神醫學的發現，融入對人類心智的臨床理論之中。

葛林．嘉寶⊙著，李宇宙⊙召集人
張書森⊙審閱，李宇宙等⊙合譯
王浩威⊙策劃　PT018/880頁/定價1200

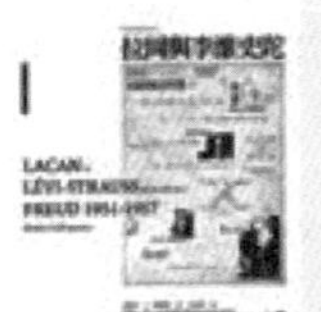

拉岡與李維史陀

【1951-1957回歸佛洛伊德】

作者針對拉岡於1951-1957年間的講座內容，巨細靡遺地逐條舉證出李維史陀對拉岡思路的影響，不單對拉岡思想有考古學式的貢獻，還分析了這動搖精神分析界的「回歸佛洛伊德」運動，有多少成分是受了李維史陀著作的影響。

馬可．薩非洛普洛斯⊙著，李郁芬⊙譯
楊明敏⊙審閱　PT026/272頁/定價350

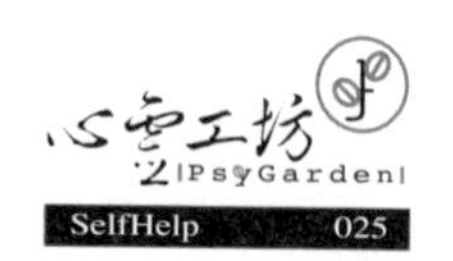

失眠保證班，無效免費：

弄懂 18 種讓你徹夜難眠的心理和行為

18 Ways To Have A Sleepless Night

吳家碩、林晏瑄　著

出版者—心靈工坊文化事業股份有限公司
發行人—王浩威
總編輯—王桂花　特約編輯—陳乃賢
執行編輯—黃福惠　美術編輯—董子瑈　插畫繪製—吳馥伶
通訊地址—10684台北市大安區信義路四段53巷8號2樓
郵政劃撥—19546215　戶名—心靈工坊文化事業股份有限公司
電話—02）2702-9186　傳真—02）2702-9286
Email—service@psygarden.com.tw
網址—www.psygarden.com.tw
製版・印刷—彩峰造藝印像股份有限公司
總經銷—大和書報圖書股份有限公司
電話—02）8990-2588　傳真—02）2990-1658
通訊地址—248台北縣五股工業區五工五路二號
初版一刷—2015年9月　ISBN—978-986-357-039-4　定價—250元

國家圖書館出版品預行編目資料

失眠保證班，無效免費：弄懂 18 種讓你徹夜難眠的心理和行為 / 吳家碩，林晏瑄著．
-- 初版．-- 臺北市　：心靈工坊文化，2015.09　面；公分．--（SelfHelp；025）
ISBN—978-986-357-039-4（平裝）
1. 失眠症 2. 睡眠障礙症 3. 行為治療法
415.9983
104017457

心靈工坊 PsyGarden 書香家族 讀友卡

感謝您購買心靈工坊的叢書，爲了加強對您的服務，請您詳填本卡，
直接投入郵筒（免貼郵票）或傳眞，我們會珍視您的意見，
並提供您最新的活動訊息，共同以書會友，追求身心靈的創意與成長。

書系編號—SH025　書名—失眠保證班，無效免費

姓名　　是否已加入書香家族？ □是 □現在加入

電話 (O)　(H)　手機

E-mail　生日　年　月　日

地址 □□□

服務機構　職稱

您的性別—□1.女 □2.男 □3.其他

婚姻狀況—□1.未婚 □2.已婚 □3.離婚 □4.不婚 □5.同志 □6.喪偶 □7.分居

請問您如何得知這本書？

□1.書店 □2.報章雜誌 □3.廣播電視 □4.親友推介 □5.心靈工坊書訊
□6.廣告DM □7.心靈工坊網站 □8.其他網路媒體 □9.其他

您購買本書的方式？

□1.書店 □2.劃撥郵購 □3.團體訂購 □4.網路訂購 □5.其他

您對本書的意見？

□ 封面設計　1.須再改進 2.尚可 3.滿意 4.非常滿意
□ 版面編排　1.須再改進 2.尚可 3.滿意 4.非常滿意
□ 內容　1.須再改進 2.尚可 3.滿意 4.非常滿意
□ 文筆／翻譯　1.須再改進 2.尚可 3.滿意 4.非常滿意
□ 價格　1.須再改進 2.尚可 3.滿意 4.非常滿意

您對我們有何建議？

本人同意　　　　（請簽名）提供(真實姓名/E-mail/地址/電話等資料)，以作為心靈工坊(聯絡/寄貨/加入會員/行銷/會員折扣等)之用，詳細內容請參閱
http://shop.psygarden.com.tw/member_register.asp。

廣告回信
台北郵政登記證
台北廣字第1143號
免貼郵票

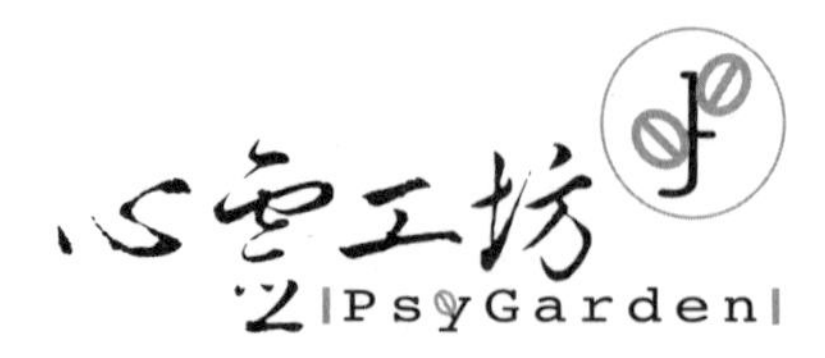

10684台北市信義路四段53巷8號2樓

讀者服務組　收

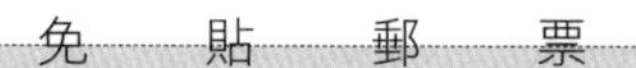

（對折線）

加入心靈工坊書香家族會員
共享知識的盛宴，成長的喜悅

請寄回這張回函卡（免貼郵票），
您就成爲心靈工坊的書香家族會員，您將可以——

⊙隨時收到新書出版和活動訊息

⊙獲得各項回饋和優惠方案